論文・レポートが変わる！

看護学生のための
科学的作文レッスン

倉茂 好匡
滋賀県立大学理事兼副学長

医学書院

倉茂好匡　くらしげ よしまさ
滋賀県立大学理事兼副学長

　1958 年生まれ。83 年北海道大学大学院理学研究科地球物理学専攻修士課程修了。83 年から 89 年まで学校法人成蹊学園・成蹊中学高等学校教諭。92 年北海道大学大学院理学研究科地球物理学専攻博士後期課程修了。北海道大学大学院地球環境科学研究科助手、滋賀県立大学環境科学部環境生態学科教授などを経て、2015 年 4 月より現職。
　滋賀県立大学、東京大学、北海道大学で新入生や卒業論文等の執筆を控えた学生のために科学的作文技術の授業を行ってきた。
　著書『環境科学を学ぶ学生のための科学的和文作文法入門』(サンライズ出版、2011 年)
　執筆「論文作成のための科学的和文作文法指導」(関西地区 FD 連絡協議会・京都大学高等教育開発推進センター編『思考し表現する学生を育てるライティング指導のヒント』第 9 章、ミネルヴァ書房、2013 年)

論文・レポートが変わる！
看護学生のための科学的作文レッスン

発　行　2019 年 4 月 1 日　第 1 版第 1 刷©
著　者　倉茂好匡
発行者　株式会社　医学書院
　　　　代表取締役　金原　俊
　　　　〒113-8719　東京都文京区本郷 1-28-23
　　　　電話　03-3817-5600(社内案内)
印刷・製本　三美印刷

本書の複製権・翻訳権・上映権・譲渡権・貸与権・公衆送信権(送信可能化権を含む)は株式会社医学書院が保有します。

ISBN978-4-260-03852-2

本書を無断で複製する行為(複写，スキャン，デジタルデータ化など)は，「私的使用のための複製」など著作権法上の限られた例外を除き禁じられています．大学，病院，診療所，企業などにおいて，業務上使用する目的(診療，研究活動を含む)で上記の行為を行うことは，その使用範囲が内部的であっても，私的使用には該当せず，違法です．また私的使用に該当する場合であっても，代行業者等の第三者に依頼して上記の行為を行うことは違法となります．

JCOPY〈出版者著作権管理機構　委託出版物〉
本書の無断複製は著作権法上での例外を除き禁じられています．複製される場合は，そのつど事前に，出版者著作権管理機構(電話 03-5244-5088, FAX 03-5244-5089, info@jcopy.or.jp)の許諾を得てください．

はじめに
―このテキストの学び方―

　このテキストは、看護学を学ぶ学生さんたちがレポートや論文を執筆するときの作文法を学ぶためのものです。**では、「レポートや論文で使用する作文技術」とは、一般的な作文の技術といったい何が異なるのでしょうか？**

　看護学のレポートや論文は、多くの場合、科学的作文の技法を用いて書かれます。そして科学的な作文では、次の2つが完全に守られなくてはいけません。

> - 誰がどのように読んでも、一通りの意味にしか読み取ることができない。
> - 段落間でも段落内でも、その論理構造が明確になっている。

　この2項目だけを示すと、「そんなのあたりまえじゃないか」と思われるでしょう。ところが、特に後者の「論理構造」という観点から見ると、看護学を学ぶ学生さんに限らず、最近の学生さんの書く文章にはおかしな文章が非常に多いのです。

　「文章」は、いくつもの「文」で構成されています。ですから、科学的作文技法で書かれた文章を書くためには、それを構成している「文」が意味のはっきりした文になっていなくてはなりません。ところが、最近の学生さんが書く「文」を見てみると、それ自体に多くの問題を抱えているものが多いのです。一例を挙げてみましょう。

例
看護学生は、看護教員から受ける影響が大きい。

　一般社会では、この種の表現はしばしば見られます。新聞紙上などでも頻出する表現です。しかし「意味のはっきりした文」という観点から見ると、この「文」には非常に多くの問題があります。そして、このテキストを学び始めたみなさんが、現時点でこの問題点を的確に指摘することは難しいのではないでしょうか。

　そこで、このテキストでは、まず**第1講と第2講で、「意味のはっきりした文を書く方法」**を学びます。そこでは、文の点検方法を具体的に解説しています。そのために、多くの例文を挙げ、それらを点検し、その後に改善例を示します。

　それらをじっくり学んだのちに、そこに書かれた技法を用いて、あなたが実際に書いた「文」を点検してみてください。きっと多くの問題点が見つかるでしょう。そして、このテキストに書かれた「改善方法」に従って書き直しをしてみてください。この作業を行わない限り、あなたの「意味のはっきりした文」を書く技量は伸びません。一方、この作業を繰り返していけば、あなたの「意味のはっきりした文」を書く力は伸びていきますし、さきほどの「文」の問題点にも気づくことができるようにな

るはずです。

　また、このテキストの**第 3 講以降**では、私（「倉茂先生」として登場）が当時看護学科**4 年生**だったのり子さんに卒業論文の作文指導を行ったときの様子が書かれています。そこでは、前述した文の点検と改善のみならず、段落の作り方、段落間の論理の作り方、段落内の論理構成など、主に「論理的な文章」の作成方法について、具体的に学びます。多くの学生さんは、この「論理的な文章」を書くということに無頓着です。ですから、みなさんにとっては、初めて学ぶ内容に近い感覚を抱くことと思います。

　そこで、のり子さんが書いた論文の第 1 段落について「指導前の文章」と、「指導後の文章」とを比較してみましょう。この両者を読んで、改善点を指摘できた人は、相当に作文力の高い人といってよいでしょう。

▶ **指導前の文章**

> 厚生労働省はがん検診推進事業として 2009 年より 20 歳、25 歳、30 歳、35 歳、40 歳の女性を対象に検診無料クーポン券の配布を実施し、受診率の向上を図っている。しかし、厚生労働省が実施した国民生活基礎調査の報告によると、2010 年の日本の子宮頸がん検診受診率は 20～24 歳では 10.2%、25～29 歳では 24.2% である。受診率が 70～80% を維持する OECD（Organization for Economic Cooperation and Development、以下 OECD と略す）諸国に比較して日本の子宮頸がん検診受診率は著しく低い結果となっている。

▶ **指導後の文章**

> 日本では近年、20 歳代女性の子宮頸がん罹患数が増加している。1992 年の 20 歳代の子宮頸がん推定罹患数は 225 人だったが（地域がん登録全国推計値、1992）、2012 年の同罹患数は 488 人だった（地域がん登録全国推計値、2012）。このように、20 歳代の子宮頸がん推定罹患数は 20 年で 2 倍以上になった。一方、女性全体のデータでは、1992 年の子宮頸がん推定罹患数は 7,843 人（地域がん登録全国推計値、1992）、2012 年には 10,908 人（地域がん登録全国推計値、2012）であった。女性全体では 20 年で子宮頸がん推定罹患数が 1.4 倍になったことと比較しても、20 歳代女性の罹患数増加率が大きいことがわかる。

　いかがでしょうか？　おそらく「指導後の文章のほうが読みやすいなあ」と思われる方も多いと思います。その一方で、「指導前の文章のどこに問題点があるの？」と不思議に思っている方も多いのではないでしょうか。なぜなら「指導前の文章」は、一般的な学生が論文執筆第一段階で提出する文章と比較すると、相当によい出来ばえの文章だからです。しかし、ここには多くの問題が存在しています。

「指導前の文章」から「指導後の文章」へ書き直していくために、のり子さんは相当の時間をかけました。「倉茂先生」からの直接指導を何回も受けました。なぜなら、この書き直しには、さまざまな観点での作文上の修正を施しているためです。そして、その修正に必要な知識を、のり子さんは段階を追って修得していきました。相当に時間をかけて学習したおかげで、ここまで文章を改稿することができたのです。

　そこでこのテキストでは、文章上の問題点を発見し、さらに修正していくプロセスを、のり子さんが書いてきた論文の「背景」の文章を使用しながら、段落の作り方、文の点検方法の実際、段落間の論理のチェック方法、段落内の論理のチェック方法の順に具体的に説明しました。そのうえで、実際にのり子さんに指導したときの実例をもとに、どのようにしたら文章を改善できるかを実感できるよう工夫しました。これだけで、第3講から第6講までの4講にわたっています。

　ここでも、読者のみなさんは、単に読んでなるほどと感じるだけではなく、自分の文章と向き合い、のり子さんが修正していったのと同様のプロセスで自分の文章を修正してみてください。

　第7講以降では、論文などの「目的と方法」「結果」「考察」の各文章をどのように作成していけばよいのかを解説しました。ここでも、のり子さんが実際に作成した文章をもとに指導しています。特に「結果」の記述方法および「考察」の記述方法には、「独特のルール」があります。そして、この独特のルールについては、残念ながら高等学校までの国語教育ではほとんど指導されていません。ですから、みなさんにとっては初めて学ぶ内容になると思います。

　この各講を読んだら、ここでも必ず自分の書いた論文やレポートを手元に置き、のり子さんが指導を受けたことと同様の視点で自分の文章を点検してみてください。そのうえで、自分の文章を修正してみてください。

　大学教員が大学生の文章を修正していくとき、教員がほぼすべてを書き直すに等しい修正をしなくてはならないことが多くあります。そして、学生は教員に指示されたとおりに修正します。しかし、指示されたとおりに書き直すだけでは、なかなか学生自身の作文力は向上していきません。私は、このことを残念に思いながらも、何年も指導を繰り返し、試行錯誤の末に、このテキストで解説している方法で学生の作文指導をするようになりました。そして、この方法で指導すれば、学生が着実に作文力をつけていくことを実感してきました。ですから、ただこのテキストを読むだけではなく、のり子さんが受けた指導内容をヒントにして、自分の文章を修正する努力をしてください。そうすれば、あなたの作文力は確実に上昇するでしょう。ぜひ、このテキストをあなたの文章改善に役立てていただきたいと思います。

2019年3月
倉茂好匡

目次

はじめに
　　—このテキストの学び方— iii

第1章　文の基本
意味がはっきりした文を作りましょう 1

第1講　まず「文」の形を決めましょう 2
» 「文」とは何か、復習しましょう 2
» 主語と述語を見つけましょう 3
» 補助語と被補助語の関係に注意しましょう 4
» 主語が省略されているときの原則を覚えましょう 5
» 文の種類について学びましょう 6
» 一文ずつの点検をしましょう 8
　● 練習問題 12

第2講　「文」の意味をはっきりさせましょう 13
» 主語と述語の関係をはっきりさせましょう 13
　● 練習問題 16
» 修飾関係をはっきりとさせましょう 18
　● 練習問題 24
» その単語の使い方は適切ですか？ 25
　● 練習問題 30

第2章　文章の組み立て
段落を整えて読みやすい文章にしましょう 31

第3講　「段落の作り方」を学びましょう 32
» 次の文章の問題点を指摘できますか？ 33
» 段落の大原則を学びましょう 34
» 段落の話題を点検しましょう
　—1つの話題で統一されていますか？— 35
» 段落作りの基本を理解しましょう 37
» 自分ではわかっているのに読者には伝わらない
　—しばしばはまる落とし穴— 39
» 不足している話題を見つけて段落を作りましょう 40

第4講 段落内のすべての文を点検しましょう … 42
- 》「文」レベルの問題点に気づきますか？ … 42
- 》まず段落構成の再チェックをしましょう … 45
- 》冒頭の文を点検してみましょう … 46
- 》一文ずつの点検をさらに続けましょう … 48
- 》単純化した文の修飾関係をすべて点検しましょう … 49
- 》すべての文をチェックしましょう … 53

第5講 「段落間の論理」と「段落内の論理」の両者を点検しましょう … 55
- 》次の文章には「段落間の論理」に問題があることに気づきますか？ … 55
- 》「段落間の論理」の点検方法の基礎を学びましょう … 59
- 》実際に「段落間の論理」をチェックしてみましょう … 60
- 》「段落間の論理」の総点検をしてみましょう … 62
- 》段落の基本的構造を理解しましょう … 63
- 》「視点ブレのある段落」を見抜きましょう … 65
- 》「視点ブレのある段落」を修正してみましょう … 65
- 》どの段落を修正すべきかを見抜きましょう … 66

第6講 「段落間の論理」と「段落内の論理」の両者を再点検しましょう … 67
- 》次の文章に残っている問題点に気づきますか？ … 67
- 》「段落間の論理」を最終チェックしましょう … 71
- 》問題のある「段落間の論理」を修正しましょう
  ―プロの知識が必要な場合― … 72
- 》ほかの「段落間の論理」も点検しましょう … 73
- 》わかりにくい文を修正しましょう
  ―自分勝手な表現はありませんか？― … 74
- 》その人特有のエラーに注意しましょう … 77
- 》重大な論理エラーに気がつきましたか？
  ―推敲をしっかりしないと― … 79
- 》細かいエラーも見落とさないようにしましょう … 81

第3章 論文の作法
「書くべきこと」と「書いてはいけないこと」を判断しましょう ……… 83

第7講 「目的」と「方法」の書き方を学びましょう ……… 84
» 「目的」の文章のもつ問題に気づきますか？ ……… 84
» 「方法」の文章も点検してみましょう ……… 91

第8講 「結果」の記述方法を学びましょう ……… 96
» 「結果」の記述内容にある問題点に気づきますか？ ……… 96
» 「結果の記述の基本原則」を学びましょう ……… 97
» 「結果の記述の基本原則」に則ってチェックしましょう ……… 98
　Column 統計検定結果における有意差の示し方 ……… 103

第9講 「考察」の記述方法を学びましょう ……… 104
» 次の文章の問題点に気づきますか？ ……… 104
» 看護分野特有のエラーなのでしょうか？
　―「思い込み」は危険です― ……… 105
» 結果にもとづいた考察を書きましょう ……… 106
» 意味のある論理展開をしましょう ……… 107
» 研究デザインへの反省点が見つかったとき ……… 111

あとがき ……… 116

索引 ……… 118

この本の傍注には次の2種類があります。
ぜひ、それぞれを参考にしながら読み進めていってください。

💡（豆電球）は、本文中に出てくる文法用語の意味をまとめたり、解説したりしたものです。
✏️（えんぴつ）は、本文中で示した科学的作文技術のポイントを要約したものです。

イラスト　北村みなみ
装丁・本文デザイン　hotz design inc.

第 **1** 章

文の基本
意味がはっきりした文を作りましょう

第1講

まず「文」の形を決めましょう

≫「文」とは何か、復習しましょう

> 短い文章でも長い文章でも、わかりやすい文章を作るための基本は、「文の構造を調べ、単純な構造の文に直す」ことです。
> ところで、みなさんは「文」と「文章」の違いをご存じでしょうか？
> まず「文」とは何かを復習しましょう。

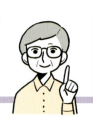

今後、このテキストで「作文法」を学ぶにあたり、中学程度の国文法の知識を総動員していきます。中学生用の国文法の参考書を持っていたら、手元に置いておきましょう。(参考書がなくてもわかるように解説していきますが、今後自分で文章を書くときにもきっと役に立つはずですので、持っていない人も、ぜひ1冊準備しておくことをお勧めします。)

中学生用の参考書には、「**文とは、句点から句点までの一続きのことばのこと**💡」と書かれています。中学校の国語の時間でも、このように学んだはずです。では、「句点」とは何かおわかりですか？ 文末につける丸「。」のことです。文の最後には必ず句点をつけますね。だから、句点で区切られた部分を探せば、どれが「文」なのか、すぐにわかります。なお、文末に来る記号としては疑問符（？）と感嘆符（！）もありますが、科学的な文ではあまり使用されません。

ちなみに、点「、」のことは何と言うか、覚えていますか？ そうです、「**読点（とうてん）**」です。

「。」が**句点**、「、」が**読点**💡ですね。のちによく使う言葉ですから、しっかり覚えておきましょう。ところが「『、』や『。』のことをまとめて『**句読点（くとうてん）**』と呼ぶ」と学んだ人が多いものですから、逆に覚えてしまっている人も多いのです。「句読点とは『。』や『、』のこと」と覚え直しましょう。

なお、「**文章**」とは、いくつもの「文」で構成されたものです。ですから、「**文**」がわかりやすくなければ、それらで構成された「**文章**」がわかりやすいものになるはずはないのです。🔶

💡**文**
句点から句点までの一続きのことば。

> 文〔昔、あるところにおじいさんとおばあさんが暮らしていました。〕おじいさんは山へ芝刈りに、おばあさんは川へ洗濯に行きました。〕文章

💡**句読点**
句点＝「。」
読点＝「、」

🔶「文章」は「文」で構成される。だから、「文章」をわかりやすくするためには「文」をわかりやすくしなければならない。

》主語と述語を見つけましょう

> 1つの「文」には、必ず「主語」と「述語」が存在します。ただし、1つずつしかない場合もあれば、複数存在する場合もあります。まず、簡単な例で考えてみましょう。

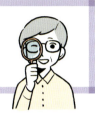

例 私は魚を釣る。

まず、この文を文節に区切ってみてください。中学で「ね」「さ」「よ」をつけて読めと教わったと思います。なるべく「ね」をつけて読むようにして区切ると、次のようになります。

私は｜魚を｜釣る。
 ね   ね   ね ←「ね」を入れると、3つに区切れる！

文節
意味がわかる範囲で、できるだけ短く区切ったまとまり。

文節の区切り方
文節に区切るときは「ね」をつけてみる。

なお、「文節の構造」を文法的に説明すると、もっとしっかりした説明が必要になるのですが、いまはこの程度でとどめておきましょう。

では、この文の主語はどれでしょうか？ 多くの学生は「主語は『私』です」と答えますが、これでは不足です。主語、述語、修飾語などのことを、文法の参考書では「文節の働き」と説明しています。つまり、「この文の主語はどれですか？」のように問われたならば、必ず「文節の単位」で答えなくてはいけません。あらためて尋ねます。この文の主語はどれですか？ そうです。「私は」です。一般に「〜は」「〜が」「〜も」の形になっている文節が主語になります。

次に、この文の述語を探してみてください。この例文の述語は「釣る」です。**主語に直接つなげて読んだときに、意味がまとまる部分が述語です。**では、この文の主語と述語がどれであるかわかりやすいように図示してみましょう。

主語
一般に「〜は」「〜が」「〜も」の形の文節が主語になる。

述語
主語につなげて読むと意味がまとまる部分。

私は｜魚を｜釣る。 ←「私は―釣る」となり、
 主語   述語   意味がまとまる！

主語の下には波線を、述語の下には2本の直線を引いておきます。

補助語と被補助語の関係に注意しましょう

次の文の主語と述語を考えてみましょう。

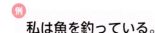

私は魚を釣っている。

この文を文節に区切ると

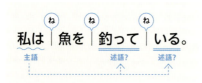

この文の主語は「私は」です。では、述語はどれでしょうか？ 文末の「いる」という文節でしょうか？ でも、主語につなげて「私は－いる」としてしまうと、もともとの文の意味からかけ離れてしまいます。もちろん「釣って」が述語になることもありえません。

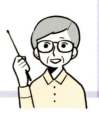

　この場合、「釣って」と「いる」の間に「補助と被補助の関係」が成立しているからわかりにくいのです。最後の文節の「いる」は、本来は「存在する」という意味の語です。ところが、「釣る」と「釣っている」を比較すると、後者では現在進行形の意味、つまり going to の意味が加わっています。この「いる」という文節は、「本来の語の意味を失って、別の意味合いを直前の文節に追加する」という面白い働きをしています。このような文節を「**補助語**」といいます。そして、後ろの補助語から意味をつけ加えられる文節のことを「**被補助語**」といいます。被補助語は「〜て（で）」の形をしているので、すぐにわかります。そして、補助語と被補助語の関係を次のように図示することにします。

💡 **補助語と被補助語**
補助語＝別の意味合いを直前の文節に追加する働きの文節。
被補助語＝補助語から意味を追加される文節。

私は｜魚を｜釣って｜いる。
　　　　　　被補助語　補助語

　「補助語－被補助語」のまとまりは必ず「**連文節**」を作り、この連文節が「文節の働き」をします。上の文の場合、「釣って｜いる」の部分全体が、この文の述語の働きをします。図示すると、次のようになります。

💡 **連文節**
隣り合った文節が結びついて、意味のまとまりをもつもの。

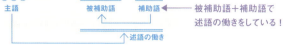

「述語」は文節の働きを表す語ですから、連文節に対して充てるのは正確ではありません。文法の参考書では、こういう場合には「述部」とよぶことになっていますが、このテキストでは簡単に「述語の働き」ということにします。

》主語が省略されているときの原則を覚えましょう

次の文の主語と述語を考えてみましょう。

　ナース服を｜洗濯した。

一見してわかるように、この文には主語が見当たりません。「ナース服を」は「洗濯した」の修飾語です。そして「洗濯した」という文節は文末にありますから、述語として機能しています。ところが主語は見当たりません。

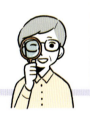

このような主語のない文の場合には、科学的な作文法独特のルールがあります。それは「**主語が省略されているとき、その主語は『私は』あるいは『私たちは』とみなす**」ということです。図示すると、次のようになります。

◆ 主語が省略されている文では、その主語は「私は」か「私たちは」とみなす。

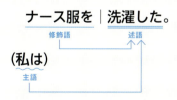

文の種類について学びましょう

> 文は、その構造によって3種類に分類されます。その3種類の文の名称は何というか知っていますか。これも意味がはっきりした文を作るうえで大切な知識ですので、覚えておきましょう。

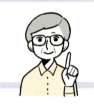

　文は「単文」「重文」「複文」の3つに分類されています。それでは、これらの文の構造について確認しましょう。そのためには、さきほど学んだ「主語と述語の見つけ方」を使用します。

💡 **文の種類**
文は、「単文」「重文」「複文」の3つに分類される。

単文とは

　一文の中に「主語－述語」が1組だけ存在する文のことを「単文」といいます。先に使用した例文である、

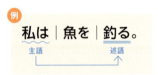

💡 **単文**
一文の中に「主語－述語」が1組だけ存在する文。

という文には「主語－述語」が1組しかありません。これが典型的な単文です。

　ちなみに、「魚を」という文節は、直後の「釣る」という文節の修飾語です。これを含めると、以下のように図示できます。

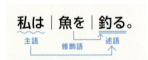

　一文の中に「主語－述語」が1組だけであれば、修飾語が多く存在したとしても、その文は単文です。次に例を示します。

例
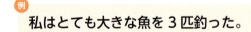
私はとても大きな魚を3匹釣った。

文節に区切ると

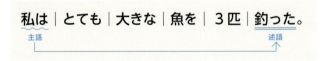

となり、主語は「私は」、述語は「釣った」です。

重文とは

一文の中に「主語－述語」の組が2つ並び、その間に読点が打たれている文のことを「重文」といいます。典型的な例を次に示します。

> 例
> **雨が降り、風も吹いた。**

> 重文
> 一文の中に「主語－述語」の組が2つ並び、その間に読点が打たれている文。

文節に分け、その働きを図示すると、次のようになります。

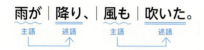

この場合、前半の「雨が降り」と後半の「風も吹いた」の2つは、意味的に同等の重みをもつものが「並べられて」いる状態です。このようなものを「並立の関係」あるいは「対等の関係」とよびます。文法の参考書では、このように2組の「主語－述語」同士が「並立の関係」にある文のことを重文とよぶ、と解説しています。

ただし、次のような場合にも「主語－述語」「読点」「主語－述語」の並びが発生します。このテキストでは、これも重文とよぶことにします。

> 例
> **雨が降ったので、遠足は中止になった。**

主語と述語を探して図示してみます。この場合、「中止に」と「なった」の間には、補助と被補助の関係が成立していることに注意が必要です。

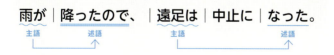

この文の場合、読点の直前で「ので」という接続助詞が使われています。この「ので」について、文法の参考書では「確定の順接を示す接続助詞」と説明しています。そして、接続助詞は「接続語を作る助詞」と説明されています。そのため、この例文の場合、前半の「主語－述語」の組である「雨が降ったので」全体が連文節を作り、後半の「遠足は中止になった」の接続部になっている、と解釈するのが文法的には正しいことになります。ただし、このテキスト

では理解しやすい構造の文を書くことを目的にしているので、このような接続部を作る文も便宜的に重文の中に含むことにします。このようにしておけば、「主語－述語、主語－述語。」の形をしているものをすべて重文とよぶことができます。

複文とは

「複文」とは、1組の「主語－述語」のつながりが連文節を作り、これ全体で「文節の働き」をしている文のことをいいます。これではわかりにくいので、例文を示します。

> 例
> 私が｜釣った｜魚は｜コイだ。

💡 複文
1組の「主語－述語」のつながりが連文節を作り、これ全体で「文節の働き」をしている文。

この文の「文節の働き」を図示すると、次のようになります。

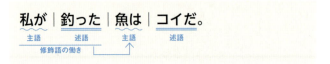

「私が－釣った」という1組の「主語－述語」の部分全体が連文節になり、その直後の「魚は」という文節を修飾しています。つまり「私が－釣った」という連文節が「修飾語の働き」をしているのです。これが典型的な複文の例です。

》一文ずつの点検をしましょう

意味の明瞭な文章を書くためには、文章を構成している文のそれぞれが、単純な構造になっていることが必要です。科学的論文を書きなれた研究者は、多少複雑な構造の文でも、わかりやすい文に仕上げることができます。しかし、それには高度なテクニックを必要とします。初心者のうちは単純な構造の文だけで文章を作ることを心がけてください。

◆ 初心者のうちは、単純な構造の文だけで文章を作ることを心がける。

実際の文章を用いて考えてみましょう。次の文章を見てください。

> 例
> 上質の羊羹が手に入ったので、私は煎茶を用意し、煎茶と一緒に羊羹をいただくことにした。煎茶の茶葉の入った筒の中から茶葉を取り出し、これを急須の中に入れた。

この文章はいくつの文で構成されていますか？　2つの文で構成されています。では、2つの文それぞれの構造を確かめてみましょう。まず第1の文を抜き出し、文節に区切ってみましょう。

上質の｜羊羹が｜手に｜入ったので、｜私は｜煎茶を｜用意し、｜煎茶と｜一緒に｜羊羹を｜いただく｜ことに｜した。

主語と述語の関係を図示すると、次のようになります。補助と被補助の関係がいくつか入っているので注意してください。すこし長い文なので、3行に分けて図示します。

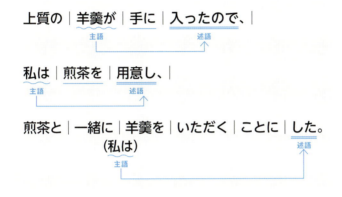

「主語－述語」の組が3組あります。しかも「主語－述語、主語－述語、主語－述語。」の形になっています。つまりこの第一文には、重文に「主語－述語」の組がもう1つ加わっています。いうなれば三重文とでもいうべき構造です。

　この文は、そんなに複雑な構造にはなっていません。しかし、**初心者のうちは単文か、単純な構造の重文あるいは複文だけで文章を作るように心がけましょう**。そうすれば、あなたの指導者が文をいくつかつなげたとしても、わかりやすい文になるものです。そこで、この三重文を単純な文に分けてみましょう。いくつもの方法がありますが、たとえば次のように書き換えられます。

> **例**
> 上質の羊羹が手に入ったので、私は煎茶を用意し、煎茶と一緒に羊羹をいただくことにした。
>
> ↓
>
> 上質の羊羹が手に入ったので、私は煎茶と一緒に羊羹をいただくことにした。そのために煎茶を用意した。

第1の文を2つの文に分割しました。重文と単文の2文に分けました。先ほどの文よりも、すんなりと読める状態になっていることを感じ取ってください。**文を単純化し、そのためにいくつかの文に分割するだけで、意味の伝わり方がはっきりとするのです。**ですから、しばらくの間は、この程度の構造の文だけで文章を作ることを心がけてください。

◆長い文は、分割すれば意味がわかりやすくなる。

では、第2の文の構造も点検してみましょう。この文も文節に区切っておきます。その構造を考えてみてください。

煎茶の│茶葉の│入った│筒の│中から│茶葉を│取り出し、│これを│急須の│中に│入れた。

文の構造を図示すると、以下のようになります。

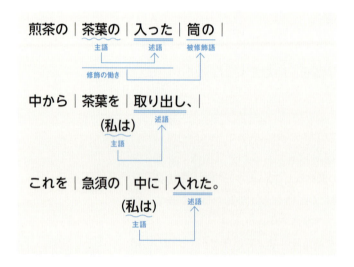

　前半部分の「茶葉の」という文節に使われている「の」は、主語を表す助詞「が」と置き換えることができます。そのため、「茶葉の」という文節は主語になっています。「の」にはこのような使用法もあるので注意が必要です。次のページでくわしく説明しましたので参照してください。
　さて、このように構造を点検すると、第2の文の前半は複文の構造をしており、それ全体と後半とで重文を作っています。つまり複文交じりの重文という少々複雑な構造になっています。このような場合、重文構造を解消し、前半と後半の2文に分割するだけで、相当に読みやすくなります。実際に分割してみましょう。

> **例** 煎茶の茶葉の入った筒の中から茶葉を取り出し、これを急須の中に入れた。
>
> ⬇
>
> 煎茶の茶葉が入った筒の中から茶葉を取り出した。そして、茶葉を急須の中に入れた。

　わかりやすくするため、助詞「の」を「が」に置き換え、後半の文の先頭に接続語を置き、「これ」という指示語を「茶葉」に置き換えました。

助詞「の」の用法

　助詞「の」には、「主格」「連体修飾格」「準体格」「同格」の4つの用法があります。 ただし、「同格」の「の」が科学的な文に使用されることはまれです。

> 💡 助詞の「の」の用法
> 　主格
> 　連体修飾格
> 　準体格
> 　同格

● **主格の「の」**
主格の助詞である「が」と置き換えても意味が変化しないもの。

> 私の描いた絵を飾る。 ➡ 私が描いた絵を飾る。

「の」を「が」に置き換えても、まったく意味が変わりません。

● **連体修飾格の「の」**
「の」のついた文節が、そのあとの体言(すなわち名詞)を含む文節を修飾しているもの。

> これは私の本だ。 ➡ これは｜私の｜本だ。

「私の」という文節は、直後の「本だ」という文節を修飾しています。そして、「本」という単語は名詞です。

● **準体格の「の」**
「の」の中に、何らかの体言(つまり名詞)の意味が含まれているもの。

> この本は私のだ。 ➡ この本は私のものだ。
> 朝早く起きるのが大切だ。 ➡ 朝早く起きることが大切だ。

● **同格の「の」**

「の」の直前の名詞と直後の名詞が、同一のものを示すもの。

> 私は副学長**の**倉茂です。 ➡ 私は副学長**である**倉茂です。
> 　　　　　　　固有名詞

「の」の直後の名詞が固有名詞で、「の」は意味的に「である」に置き換えることができます。

練習問題

問 次の文を、単純な構造の文だけで構成するように書き換えなさい。

> 梅毒感染者届出数は近年増加傾向にあり、2010年の届出数は621件であったものが、2015年には2697件と4.3倍になった。

解答例と解説

上の文はそれほど複雑ではない構造なので、意味は十分に通じる。ただし、これを単文だけで構成するように書き直すと、たとえば以下のようになる。

▶ **解答例1**

> 梅毒感染者届出数は近年増加傾向にある。2010年の届出数は621件であった。この届出数は、2015年には2697件になった。すなわち、この届出数は2015年には2010年に比べて4.3倍になった。

なお、重文構成で、「前半部の主語」と「後半部の主語」が同一であることが自明であるときは、「後半部の主語」は省略することが許される。同様に、単文が並んだとき、その主語が同一であることが自明である場合、第2文以降の主語を省略することが許される。そのため、さきほどの解答例を「くどい」と感じる方も多いと思う。その場合、たとえば以下のようにすればよい。

▶ **解答例2**

> 梅毒感染者届出数は近年増加傾向にある。2010年の届出数は621件であったものが、2015年には2697件になった。すなわち、この届出数は2015年には2010年に比べて4.3倍になった。

第2講

「文」の意味をはっきりさせましょう

前講では、単純な構造の文で表現することを学びました。この講では、それぞれの文が表現する内容を明確にする方法を学びます。各文の内容を点検するとき、「主語と述語の関係が明瞭か」「修飾関係が明瞭か」「使用している語は適切か」の順にチェックしていくとよいでしょう。それでは、この順番で説明していきます。

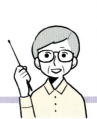

》主語と述語の関係をはっきりさせましょう

主語と述語のみを取り出したとき、それだけで意味が明確になっていることを確認します。次の例で考えてみましょう。

増加するものは何？

例題1
　　インフルエンザが増加している。

上の文では、主語は「インフルエンザが」、述語は補助と被補助の関係にある「増加している」の部分です。この文は単文で、非常に単純な構造をしています。ところが、意味を考えると、この文には重大な問題があります。

「増加している」ということは、「増加しているもの」は「数えられるもの」でなくてはいけません。**何らかの数として示されたものでない限り、その「増加」や「減少」について論じることはできません。**

ところが、「インフルエンザ」という語は病名ですから、これだけでは数えることはできません。数えられるものは、あくまでも「インフルエンザの感染者数」や「インフルエンザの罹患率」など、数として表現できるものです。そして、このどちらが適切なのかは、この文を書いている筆者にしか判断できないことです。

◆ 増加・減少について論じるときは、その対象を何らかの数として示すことが必要。

改善例
　　インフルエンザの感染者数が増加している。

主語と述語がつながらない文

では、次の例はどうでしょうか？

例題2
私は人手も時間も足りない日々だ。

この文の主語は「私は」、述語は「日々だ」です。「人手も」「時間も」の「も」は、この場合は主語にはなりません。

さて、この主語と述語を直接つなげると「私は－日々だ」となります。はたして、これで意味は通じるでしょうか？　たとえば「私は－楽しい」「私は－過ごす」などの表現なら、直接つなげても意味が通じます。でも、「私は－日々だ」では意味が通りません。

この文では「私はとても忙しい状態だ」という意味のことを言おうとしているのでしょう。それを「日々」という言葉で表現するなら、ここを「日々を過ごした」などに変更しなくてはなりません。

改善例
私は人手も時間も足りない日々を過ごした。

主語が省略されている場合は？

主語が省略されている場合の原則に則ると、次の文の主語と述語の関係にも問題があることがわかります。

例題3
人手も時間も足りない日々だ。

例題2 の例文の主語である「私は」を省略した文です。主語省略の場合、主語は「私は」とみなすのですから、この文の「主語－述語」は「私は－日々だ」になってしまいます。**例題2** と同じ問題を抱えています。この場合も、たとえば次のように改善すべきです。

改善例
人手も時間も足りない日々を過ごした。

よく使われる表現でも要注意！

例題4
風疹の流行が広がっている。

この表現は、テレビのニュースなどでしばしば見かけるものです。科学的な厳密さを必要としない一般的な文でならば、十分に許

容される表現です。「うわさが広がる」「被害が広がる」などの表現は、しばしば見かけるものでしょう。

ところが、厳密な意味では、「広がる」ことができるものは「幅」や「面積」などです。「流行」とは「はやること」という意味ですから、それには「幅」も「面積」もありません。

「流行が広がっている」というのは、この場合「患者数が増加している」あるいは「患者数が増加している地域が広がっている」の意味ですから、たとえば次のように改善すべきです。

> 改善例
> 風疹の患者数が増加している。
> 風疹の患者数が増加している地域が広がっている。

主語が２つある文？

> 例題5
> 私は看護師免許が取りたい。

この種の表現は、一般的には完全に許容されているものです。「私はうどんが食べたい」のように、非常に多く使用されています。ただし、科学的な表現としては問題があります。

文節に分けて検討すると、この文の主語は「私は」、述語は「取りたい」です。ところが、「看護師免許が」という文節にも「が」が使用されていますから、一見するとこれも主語の形になっています。ところが、「看護師免許が」の「が」は、意味的には助詞「を」とほぼ同じものです。ですから、「看護師免許が」を「看護師免許を」に書き換え、さらに「取りたい」という表現を、もう少し硬めの表現にすると、次のようになります。

> 改善例
> 私は看護師免許を取得したい。

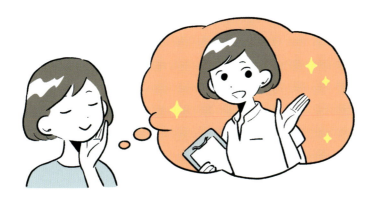

第1章 文の基本——意味がはっきりした文を作りましょう——

練習問題

問1 次の文の問題点を指摘し、そのうえではっきりとした意味の文に書き換えなさい。

> 私はスパゲッティが食べたい。

解答例と解説

例題5 と同様の問題を抱えている文である。したがって、「スパゲッティが」の部分を「スパゲッティを」に書き換えればよい。

▶ 解答例
> 私はスパゲッティを食べたい。

問2 次の文の問題点を指摘し、そのうえではっきりとした意味の文に書き換えなさい。

> 学生たちに衝撃が走った。

解答例と解説

例題4 と同様の問題を抱えている文である。「走る」という語は、本来は「足のある動物が高速で移動する」あるいは「タイヤなどのある乗り物が高速で移動する」という意味をもっている。ところが、この主語である「衝撃が」の「衝撃」には、足もなければタイヤもない。そこで、この文で述べたいことをよく考えると、たとえば次のように書き換えられる。

▶ 解答例
> 多くの学生たちが衝撃を受けた。

問3 次の文の問題点を指摘し、そのうえではっきりとした意味の文または文章に書き換えなさい。

> 学生たちの実力を知るためには、実習先でのモニタリングが欲しいものである。

解答例と解説

「モニタリングが欲しい」の部分に問題がある。ところが 例題5 のように「が」を「を」に置き換えて「モニタリングを欲しい」としただけでは意味がはっきりしない。そもそも、「学生たちの実力を知る」ためには、モニタリングを行い、その結果を入手して分析しなくてはならないはずである。そこまで考えるなら、たとえば次のような書き換えを行う必要がある。

> 学生たちの実力を知るためには、実習先でモニタリングを行い、この結果を分析しなくてはならない。

ところが、これでは三重文の形になっているので、そこも修正してさらに必要な語をつけ加えると、たとえば次のようになる。

▶ 解答例

> 学生たちの実力を知りたい。そのためには実習先で学生たちの看護技術に関するモニタリングを行い、その結果を分析しなくてはならない。

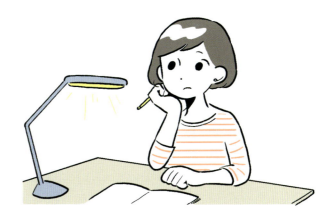

》修飾関係をはっきりとさせましょう

　修飾語がどの文節を修飾しているかを点検しましょう。わかりにくい文の場合、往々にして修飾先の文節がどれか、よくわからない状態になっています。

　このことを検討するためには、「連用修飾語」と「連体修飾語」を見分けなくてはなりません。必要最低限度のことを確認しておきましょう。

連用修飾語

　文中で、**その文節よりあとにある用言（つまり、動詞・形容詞・形容動詞）を修飾する文節**💡のことです。文節の最終部が、活用する語（動詞・形容詞・形容動詞・助動詞）の連用形か、連用修飾を示す助詞になっているとき、あるいはその文節が副詞で構成されているときに、連用修飾語を作ります。

> 💡 **連用修飾語**
> その文節よりあとにある用言を修飾する文節。

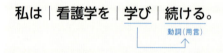

　「学び」は、動詞「学ぶ」の連用形。直後の「続ける」という動詞を修飾しています。したがって、これは連用修飾語です。

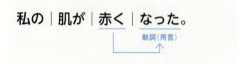

　「赤く」は形容詞「赤い」の連用形。直後の「なった」は、「なる」という動詞の連用形「なっ」に完了の意味をもつ助動詞「た」が付属している形です。つまり「なった」という文節の冒頭には動詞があります。「赤く」は動詞を冒頭にもつ「なった」を修飾しています。したがって、これは連用修飾語です。

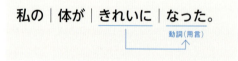

　「きれいに」は形容動詞「きれいだ」の連用形。直後の文節「なった」の冒頭には動詞があります。「きれいに」は「なった」を修飾していますから、これは連用修飾語です。

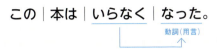

　「いらなく」は、「いる」という動詞の未然形に助動詞「ない」の連用形「なく」が付属している形です。直後の文節「なった」の冒頭には動詞があります。「いらなく」は「なった」を修飾していますから、これは連用修飾語です。

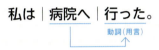

　「病院へ」の「へ」は連用修飾語を作る助詞。直後の「行った」の冒頭の「行っ」は動詞「行く」の連用形。「病院へ」は、動詞を冒頭に含む文節「行った」を修飾していますから、これは連用修飾語です。

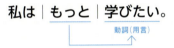

　「もっと」は副詞。直後の「学びたい」の冒頭の「学び」は動詞「学ぶ」の連用形。「もっと」は、動詞を冒頭に含む文節「学びたい」を修飾していますから、これは連用修飾語です。

連体修飾語

　文中で、**その文節よりあとにある体言（つまり名詞）を修飾する文節**のことです。文節の最終部が、活用する語（動詞・形容詞・形容動詞・助動詞）の連体形か、連体修飾を示す助詞（連体修飾格の「の」、p.11参照）になっているとき、あるいはその文節が連体詞のときに、連体修飾語を作ります。

💡 **連体修飾語**
　その文節よりあとにある体言を修飾する文節

私が｜受診する｜診療科は｜整形外科だ。
　　　　名詞（体言）

　「受診する」は動詞「受診する」の連体形。「診療科は」の冒頭にある「診療科」は名詞。「受診する」は、名詞を冒頭に含む文節「診療科は」を修飾していますから、これは連体修飾語です。

私は｜白い｜ナース服を｜身に｜着けた。

「白い」は形容詞「白い」の連体形。「ナース服を」の冒頭にある「ナース服」は名詞。「白い」は、名詞を冒頭に含む文節「ナース服を」を修飾していますから、これは連体修飾語です。

私は｜静かな｜環境で｜静養した。

「静かな」は形容動詞「静かだ」の連体形。「環境で」の冒頭にある「環境」は名詞。「静かな」は、名詞を冒頭に含む文節「環境で」を修飾していますから、これは連体修飾語です。

私は｜泣きそうな｜子どもを｜見つけた。

「泣きそうな」は動詞「泣く」の連用形に助動詞「そうだ」の連体形が付属した形。「子どもを」の冒頭にある「子ども」は名詞。「泣きそうな」は、名詞を冒頭に含む文節「子どもを」を修飾していますから、これは連体修飾語です。

私の｜ナース服は｜白い。

「私の」は、名詞「私」に連体修飾格の助詞「の」が付属した形。「ナース服は」の冒頭にある「ナース服」は名詞。「私の」は、名詞を冒頭に含む文節「ナース服は」を修飾していますから、これは連体修飾語です。

私は｜大きな｜荷物を｜運ぶ。

「大きな」は連体詞。「荷物を」の冒頭にある「荷物」は名詞。「大きな」は、名詞を冒頭に含む文節「荷物を」を修飾していますから、これは連体修飾語です。

文の意味をはっきりさせるためには、修飾語がどの語を修飾するかが明確でなくてはなりません。ところが、日本語では「連用修飾語は、その修飾語よりあとの用言（動詞・形容詞・形容動詞）を修飾する」「連体修飾語は、その修飾語よりあとの体言（名詞）を修飾する」という約束しかありません。ですから、語順等に気を配らないと、意味のはっきりしない文ができあがりやすいのです。これから挙げるいくつかの例で考えてみましょう。

2通りに読めてしまう文

例題6
　私は立派な大学の実習室で学習した。

「立派な」は「立派だ」という形容動詞の連体形です。したがって、これは連体修飾語なので、これより後ろにある名詞を修飾します。ところが、「立派な」の後ろにある文節のうち、名詞を冒頭にもつものは「大学の」と「実習室で」の2つです。しかも「立派な大学」とつなげても、あるいは「立派な実習室」とつなげても、意味が通ってしまいます。つまり、この文は、読み方によって2通りの意味を作ってしまうことになります。

ところが、科学的な文では、「誰がどのような読み方をしても、意味が1通りにしか読みとれない」ようにしなくてはいけません。読み手の都合で2通りに読めるような文を作ってはいけないのです。

「立派な大学」という意味にしか読めない改善例を **改善例1** に、また「立派な実習室」という意味にしか読めない改善例を **改善例2** に示します。場合によっては、2つの文に分けてしまったほうがよいことに十分注意してください。

改善例1
　この大学は立派である。この大学にある実習室で、私は学習した。

改善例2
　私は、この大学にある立派な実習室で学習した。

正しくないのに意味は伝わる文

例題7
　患者はイレウス予防に下剤内服中だ。

「イレウス予防に」の「に」は、連用修飾語を作る助詞です。したがって「イレウス予防に」は、それより後ろの、冒頭に用言を含む文節を修飾します。しかし、「下剤内服中だ」という文節には用言がありません。「下剤内服中」という語は名詞です。
　ところが、この文を読むと「なんとなく意味が伝わってくる」のはなぜでしょうか？　それは、「内服中」の語から「内服する」という動詞の意味を感じ取っているからです。したがって、「内服中」という語の部分を「内服する」という動詞を含む文節に変えると、文法的にも意味的にもはっきりします。さらに、「イレウス予防に」の部分も「イレウス予防のために」とすれば、よりはっきりするでしょう。

> 改善例1
> **患者はイレウス予防のために下剤を内服している。**

　あるいは、「下剤」という名詞を修飾するため、「イレウス予防に」の部分を「イレウス予防のための」などのように変化させてもよいでしょう。

> 改善例2
> **患者はイレウス予防のための下剤を内服している。**

「と」の使い方には要注意！

> 例題8
> **私は田中先生と鈴木先生が勤務する病院を訪ねた。**

　助詞の「と」の用法を確認してみましょう。「と」には、「並立の『と』」と「連用修飾格の『と』」が存在します。並立の「と」とは、「犬と猫」のように、「と」の前後の2つのものを単に並べておくものです。一方、連用修飾格の「と」とは、「犬と遊ぶ」のように、後ろの用言を修飾するものです。
　上の例題の場合、「田中先生と鈴木先生が」の「と」が並立ならば、「田中先生と鈴木先生の二人が勤務する病院」という意味になります。一方、「田中先生と」の「と」が連用修飾格ならば、「私と田中先生の二人が病院を訪ねた」という意味になります。そして、このどちらの意味なのかは、この文をどんなに読み込んでも判断できません。
　後者の意味にするためには、読点をうまく使うことでも表現できますが、2つの文に分けてしまったほうが、意味がよりはっきりします。

> **改善例 1**
> 私は田中先生と、鈴木先生が勤務する病院を訪ねた。

> **改善例 2**
> 鈴木先生が勤務する病院がある。私は田中先生と一緒に、この病院を訪ねた。

前者の意味にする場合にも、2文に分けたほうがはっきりと修正できます。

> **改善例 3**
> 田中先生と鈴木先生が勤務する病院がある。私はこの病院を訪ねた。

何通りにも読み取れてしまう文

> **例題 9**
> 黒い瞳のきれいな女の子がいた。

　この例題は、科学的作文法の教科書によく使用されています。この文には、2つの重大な問題があります。1つ目は、「黒い」という形容詞の連体形が「瞳の」を修飾するのか、あるいは「女の子が」を修飾するのかで、2通りの意味に読み取れてしまうことです。もう1つは、「瞳の」の「の」が主格なのか、それとも連体修飾格なのかで意味が変わってしまうことです。💡

💡助詞の「の」の用法
（→ p.11）

　「黒い」ものは、この女の子の瞳なのでしょうか？　それとも、この女の子の肌の色が「黒い」のでしょうか？　「きれいな」ものは、この女の子の「瞳」なのでしょうか？　それとも、女の子の容姿が「きれい」なのでしょうか？　何通りにも読み取れてしまいます。

　これらをはっきりさせるように書き換えるには、2文以上に分けてしまったほうが楽です。以下の3つの改善例を読み比べてください。

> **改善例 1**
> 容姿のきれいな女の子がいた。この女の子の瞳は黒かった。

> **改善例 2**
> 黒色の瞳をもった女の子がいた。この女の子の瞳はきれいだった。

改善例3
肌の黒い女の子がいた。この女の子の瞳はきれいだった。

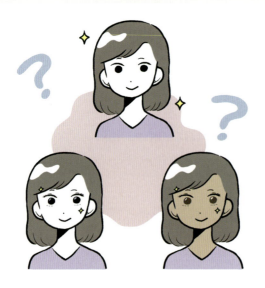

― 練習問題 ―

問1 次の文の問題点を指摘し、そのうえではっきりとした意味の文または文章に書き換えなさい。

白い実習服のポケットが輝いて見える。

解答例と解説

「白い」が「実習服の」を修飾するのか、それとも「ポケットが」を修飾するのか、このままでは不明である。 例題6 で行ったように、2文に分ければ意味がはっきりする。

▶ 解答例

ここに白い実習服がある。この実習服のポケットが輝いて見える。

この実習服には白いポケットがついている。このポケットが輝いて見える。

問2 次の文の問題点を指摘し、そのうえではっきりとした意味の文または文章に書き換えなさい。

X大学は学校保健安全法にもとづいて健康診断を行わなかった。

解答例と解説

「もとづいて」は連用修飾語。したがって、文法的には「行わなかった」を修飾する。ところが、「大学が健康診断を行う」ことは、学校保健安全法で義務とされている。つまり、「健康診断を行わないことが、学校保健安全法にもとづいたものである」はずなどない。

もし「もとづいて」が「もとづいた」の間違いであったらどうなるだろうか？「もとづいた」ならば連体修飾語なので、直後の「健康診断を」を修飾するので、意味は大きく変わる。

> X大学は学校保健安全法にもとづいた健康診断を行わなかった。

しかし、以下のように2文に分ければ、より意味ははっきりする。

▶ **解答例**

X大学で健康診断が行われた。しかし、この健康診断は学校健康保健安全法にもとづいたものではなかった。

問3 次の文の問題点を指摘し、そのうえではっきりとした意味の文または文章に書き換えなさい。

白いポケットのきれいな実習服を作製した。

解答例と解説

例題9と同様の問題を抱えている文である。「白い」が「ポケットの」あるいは「実習服を」のどちらを修飾しているのか不明である。また「ポケットの」の「の」が主格なのか、あるいは連体修飾格なのかも不明である。どの意味にするかで書き換え方は大きく変わる。ここには解答例を1つだけ示す。

▶ **解答例**

白い実習服を作製した。この実習服のポケットはきれいだった。

≫ その単語の使い方は適切ですか？

主語と述語の関係が明確で、かつ修飾関係が明解な文であっても、そこに使用されている単語が意味的に不適切ならば、その文の

意味は不明瞭なものになってしまいます。場合によっては、意味が通らなくなってしまうことさえあるのです。

次の例題で考えてみましょう。

筆者の考えが伝わらない文

> **例題 10**
> **看護師の確保は重要である。**

この文は単文で、主語と述語の関係も修飾関係も明確です。それなのに、漠然とした意味しか伝わってきません。なぜでしょうか？

まず、主語である「確保は」から考えてみましょう。ここで言う「看護師の確保」とは何を意味しているのでしょうか？「必要な数の看護師を確保すること」という意味なのでしょうか？ それとも「高い技術をもった看護師を確保すること」を述べたいのでしょうか？ いずれにせよ、例題の表現では、このどちらであるかはわかりません。

述語である「重要である」の部分の意味はどうでしょうか？ ここでの「重要である」とは、いったい「どういう意味で重要なのか」が漠然としています。「そうしないと病院経営が成り立たない」ということを言いたいのでしょうか？「そうしないと診療の質を向上させられない」ということを述べたいのでしょうか？ このままでは判断できません。

つまり、この文で使用されている「確保」という語も、「重要である」という語も、ここで使用されている意味が漠然としているのです。もっと意味を限定できる表現にしない限り、このようなあいまいさからの脱却は不可能です。そして、どのような表現にすべきかについては、その筆者にしか判断できないことなのです。

> **改善例**
> **○○病院は、救急看護領域の認定看護師をあと○名確保しなくてはならない。**

あいまいな表現が複数ある文

> **例題 11**
> **臨床研究に比べ、基礎研究の発信は少ない。**

この文には、「漠然とした表現」が3か所に存在しています。まず第1に「発信は少ない」の部分の意味があいまいです。「多い」「少ない」という語で表現できるものは、何かの「量」を表すもの

でなくてはいけません。ところが「発信」という語は、何かの「量」を表すものではありません。

さらに「臨床研究に比べ」の部分の意味も漠然としています。後半で「少ない」と表現しているのですから、「比べている対象」は「臨床研究に関する何らかの量」でなくてはいけません。しかし、「臨床研究」という語だけでは「量」に関する意味を読み取ることはできません。

しかも、「比べ」という語も何を意味しているのかはっきりしません。「比べる」という語は、本来は「AとBを比べる」のように使用されるべき語です。2つの量を比較し、そのどちらが多いか少ないかを述べるのなら、「AよりもBは少ない」などの表現で十分です。

これらのことに注意すると、たとえば次のように改善することが可能です。

> 改善例
> **臨床研究に関する論文数よりも、基礎研究に関する論文数は少ない。**

比べているものは何？

> 例題 12
> **診察室は処置室の2倍である。**

「2倍である」と表現する以上、「診察室の何かの量」と「処置室の何かの量」とを比較しなくてはいけません。両者の「数」を比較しているのでしょうか？ 両者の「面積」を比較しているのでしょうか？ この例題の表現では、読者にはまったく伝わりません。たとえば以下のように修正することが必要です。

> 改善例
> **診察室の床面積は、処置室の床面積の2倍である。**

情報が不足している文

> 例題 13
> **この文章は、看護師長への期待として書いた。**

この文の述語は「書いた」であり、その主語は「私は」であることは意味的にすぐわかると思います。では「文章は」という文節は、なぜ主語にならないのでしょうか？ このような「は」につい

て、文法の参考書では「話題の『は』」として取り上げられています。「〜について述べるならば」くらいの意味合いで使われるもので、たとえば「富士山は、その姿が美しい」のように用いられるものです。

　ですから、このような「は」を用いることは間違いではありません。ただし、主語と紛らわしいときがありますから、できることなら書き換えたほうがよいでしょう。

　この文にはもっと大きな問題点があります。それは、「看護師長への期待として書いた」の部分の意味が漠然としていることです。「何らかの文章を、だれかの期待として書く」とは、いったいどのようなことなのでしょうか？　「期待」という語が使われているのですから、きっと「何かのために役立ててほしい」ということを述べたいのでしょう。ところが、その「何かのため」が何なのか、上の文からはまったく理解できません。つまり、「漠然とした意味の語を使用してしまい、情報が不足している状態」になってしまっているのです。そして、「何に役立ててほしい」のかは、この文を書いた筆者にしかわからないことなのです。

　以下に改善例を示しますが、これも筆者の意図を想像して書き直したものにすぎません。この改善例を読むことで、必要な情報を補ってはっきりとした意味の文にしなくてはいけないことを理解してください。

> **改善例**
> 私がこの文章を書いたのは、看護師長が病棟で看護師を指導する際にこの内容を役立ててほしいからである。

接続詞にも注意して、具体的な表現に

> **例題 14**
> 障害のある学生は、最も困難感が強いのは実習である。なので、実習に関する障害学生支援方針を示してほしい。

　この例題には2つの文があります。そして、第1の文と第2の文のそれぞれに重大な問題が存在しています。

　第1の文では、「学生は」の「は」が「話題」を示しているうえ、「困難感が強いのは実習である」の部分が漠然とした意味の表現になっています。「学生が困難感をもっている」という意味に読み取れますが、この「困難感をもつ」とは具体的にはどういうこと

なのでしょうか？「障害のある学生が実習を行う際、学生自身がどのように対処すればよいかわからなくなることが多い」くらいの意味なのだと思われます。

　第2の文の冒頭に「なので」という語が用いられています。ここに大問題があります。文の冒頭で2つの文をつないでいるのですから、形としては「接続詞」です。しかし、文法の参考書を調べても、「なので」という接続詞は存在しません。

　「なので」という表現は、本来は「今日は雨なので、遠足は中止である」「今夜は静かなので、よく眠れる」のように使用されます。「雨なので」の「なので」は、断定の助動詞「だ」の連体形「な」に「ので」という接続助詞がついたものです。「静かなので」の「なので」は、「静かだ」という形容動詞の連体形「静かな」の「な」に「ので」という接続助詞がついたものです。つまり、文中で「活用する語の連体形の『な』に、接続助詞の『ので』がついている」ときに使用されるものであり、文の冒頭で使用されるものではありません。

　では、どうすればよいのでしょうか。「ので」が順接の意味をもつ接続助詞であることから、文の冒頭の「なので」を、別の順接の接続詞（だから、したがって、など）に置き換えなくてはいけません。ただし、話し言葉では「なので」は多用されています。ですから、「書き言葉では、文頭の『なので』を使用してはいけない」と覚えておいてください。

　第2の文の「示してほしい」という部分も、なんとなく漠然とした意味です。「具体的な障害学生支援の方法を記したガイドブックがあれば、実習中に障害学生を指導する際の参考になる」のように、具体的な表現にしたほうがよいでしょう。

◆ 文頭の「なので」
話し言葉（口語）では多用されるが、書き言葉（文語）では使わない。

改善例

> 障害のある学生が実習を行う際、学生自身がどのように対処すればよいかわからなくなり、実習を継続できなくなることがある。そのため、障害のある学生が実習を行う際の具体的な支援方法を記したガイドブックがあれば、実習中に指導者が障害のある学生を指導する際の参考になる。

第1章 文の基本―意味がはっきりした文を作りましょう―

練習問題

問1 次の文の問題点を指摘し、そのうえではっきりとした意味の文に書き換えなさい。

> A病院の患者は、B病院の2倍である。

解答例と解説

例題12 と同様の問題が存在している文である。「2倍」という語で表現できる対象は、あくまで数量で表されるものでなくてはならない。「患者」という語には数量的な意味は存在しないので、その意味を加えないといけない。

▶ 解答例

A病院の患者数は、B病院の患者数の2倍である。

問2 次の文の問題点を指摘し、そのうえではっきりとした意味の文または文章に書き換えなさい。

> この授業で、筆記による学生の学力向上度の測定が行われた。

解答例と解説

「筆記による学生の学力向上度の測定」の部分が非常にわかりにくい。「学力向上度」を測定するために何らかの筆記試験を行ったのだろう。しかし、「向上度」を測定するならば、最低でも2回は試験を行い、その両者の結果を比較しなくてはいけない。では、その2回の試験はいつ行われたのだろうか？ この文にはそれらの情報が書かれていない。

▶ 解答例

第1回と第10回の授業で、○○に関する筆記試験を行った。それらの試験結果を統計学的に解析することで、この間に学生の学力が向上したか否かを検討した。

第 2 章

文章の組み立て
段落を整えて読みやすい文章にしましょう

第3講

「段落の作り方」を学びましょう

　これまでは意味がはっきりした文の書き方を学んできました。しかし、実際に論文や報告書を書く場合には、段落構成のある文章にしなくてはなりません。

　すると、「文」のレベルとは異なった問題に直面することになります。特に、論文に初めて取り組む学生さんたちが書く文章には、「段落構成」に大きな問題を抱えているものが非常に多いのです。そもそも「段落とは何か」を知らずに書いている文章もたくさん見られます。

　そこでここからは、実際に私（「倉茂先生」として登場）が看護学科学生ののり子さんに、卒業論文指導をしたときの具体的事例にもとづいて、「論文等の書き方」を学んでいきたいと思います。※

> ある日の夕刻、倉茂先生の部屋にのり子さんがやってきました。のり子さんは看護学科の4年生で、卒業研究指導の担当はたか子先生です。たか子先生の勧めもあって、倉茂先生の部屋を訪ねてきたようです。かばんの中には、中学生用の「国文法」の参考書が入っています。

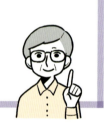

のり子さん　倉茂先生、こんにちは。卒業論文の最初の文章を書いてみました。見ていただけますか？

倉茂先生　おや、のり子さん、いらっしゃい。いいですとも。見せてください。

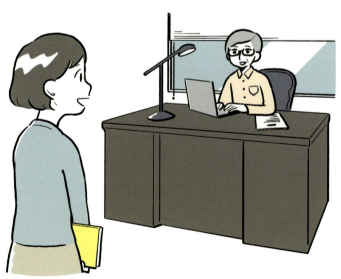

※これから題材として取り上げる「のり子さんの文章」は、その後実際に卒業論文として提出され、最終的には学術論文（田中・小林, 2019）として公表された論文の草稿です。この草稿と完成版の論文とは相当に異なる文章になっています。

次の文章の問題点を指摘できますか？

のり子さんが書いてきた第1項は以下のとおりでした。

Ⅰ．背景

段落1 日本における 2012 年の女性の子宮頸がん罹患数は 10,908 人（人口動態統計、厚生労働省大臣官房統計情報部編）、死亡数は 2,712 人（Hori M, Matsuda T, Shibata A, Katanoda K, Sobue T, Nishimoto H）であり、その数は年々増加傾向にある。特に 20 歳代の女性に子宮頸がんが急増しており、若年女性の検診の必要性が示されている（石渡勇・石渡千恵子・岡根夏美・石渡恵美子・石渡巖、2004）。また、検診以外に HPV ワクチンが開発されており、子宮頸がんを予防するためにはワクチン接種による一次予防と検診による二次予防を併用する必要があると言われている（川名、2015；笹川、2009）。

段落2 厚生労働省はがん検診推進事業として 2009 年より 20 歳、25 歳、30 歳、35 歳、40 歳の女性を対象に検診無料クーポン券の配布を実施し、受診率の向上を図っている。しかし、厚生労働省が実施した国民生活基礎調査の報告によると、2010 年の日本の子宮頸がん検診受診率は 20 ～ 24 歳では 10.2％、25 ～ 29 歳では 24.2％である。受診率が 70 ～ 80％を維持する OECD（Organization for Economic Cooperation and Development、以下 OECD と略す）諸国に比較して日本の子宮頸がん検診受診率は著しく低い結果となっている。

段落3 また、政府は 2010 年 11 月から子宮頸がん等ワクチン接種緊急促進事業として、HPV ワクチン接種の公費助成を開始している。その後、2013 年 4 月から HPV ワクチンは、小学校 6 年生から高校 1 年生を対象とした定期接種に組み込まれたが、接種後に原因不明の痛みや運動障害などさまざまな症状が報告されたことから、2013 年 6 月に積極的な接種の推奨を中止されている状況にある。HPV ワクチンの積極的な接種の推奨が中止されている現在、子宮頸がん検診による予防行動をさらに強化し、子宮頸がんを早期発見していく必要があると考えられる。

段落4 先行研究では、HPV ワクチン任意接種者は子宮頸がん検診への受診意欲が高いことが報告されている（後山ら、2015）。しかし近年、若年女性を取り巻く子宮頸がん予防の体制が大きく変化する中で、ワクチン接種者と未接種者が混在しており、

> 若年女性の子宮頸がん予防行動に対する捉え方はさまざまであると考えられる。そのため、子宮頸がん等ワクチン接種緊急推進事業の対象となり、さらにはHPVワクチンの副反応報道および政府による定期接種の推奨中止の影響を受けている若年女性の子宮頸がん予防行動に対する意識を調査し、現状を明らかにする必要があると考えた。

倉茂先生　第1項のタイトルを「背景」としていますが、看護学科の「卒業論文の書き方」では、その構成および名称をあらかじめ決めてあるのですか？

のり子さん　はい。これが「書き方」の指示書です。

倉茂先生　なるほど、このように決められているのですね。私の専門領域では、もっと異なる構成をすることも多いのですが、きっとこれが看護学科のやり方なのですね。こういう「卒業論文の書き方」が準備されているのなら、そのとおりにやってくださいね。

◆ **論文の構成と名称**
「卒業論文の書き方」が指示されている場合はそれに従う。

のり子さん　はい。

倉茂先生　文献引用の表記の仕方も私の専門領域とは違うみたいですが、そこも看護学科の「卒業論文の書き方」の指示どおりに修正してください。それにしても、4年生の今の段階で、これだけの文章を書いてきたのですね。なかなかの出来です。たか子先生にも相当に指導していただいたのでしょうね？

のり子さん　そうです。約1か月前から書き始め、ゼミで何回もたか子先生からの指摘をいただきました。

倉茂先生　そうでしょうね。でも、たか子先生からの指導を受けたにしても、この時点でここまでしっかり書いているというのは、たいしたものです。ただ、**これから教えるテクニックを使うと、この文章はものすごく読みやすいものに変わりますよ。**

のり子さん　えっ、そうなのですか。これでは不足していることがあるのですか？

》段落の大原則を学びましょう

倉茂先生　それはね、「段落とは何か」という問題に関係します。のり子さんは小学校でも中学校でも、国語の時間に「文章を書くときは、段落に分けなさい」と教わってきましたね。

倉茂先生　では、質問です。「段落」とは何ですか？

のり子さん　……。

倉茂先生　この質問をすると、いまののり子さんみたいに固まってしまう学生が非常に多いのです。でも、これは国語の時間に文法を取り扱ったときに、それも中学１年生のときに学習したことなのです。のり子さんは、国文法の参考書を持ってきているようですね。その参考書で「段落」のところを開いてみてください。なんと書かれていますか？

のり子さん　「**文章の中で内容ごとに区切られたひとまとまり**」と書かれています。

🔖 **段落**
文章の中で内容ごとに区切られたひとまとまり。

倉茂先生　そうですね。その「内容ごとに区切られたひとまとまり」ということが大事なのです。この参考書に書かれている「内容ごと」の部分を「話題ごと」あるいは「トピックごと」と言い直すとわかりやすいでしょう。「段落」は「話題（トピック）ごと」に区切られたひとまとまり、ということになります。つまり、「**１つの段落には、１つの話題（トピック）についてしか書いてはいけない**」ということになるのです。これが「**段落を作るうえでの大原則**」です。だから、**段落の中に話題（トピック）が複数書かれていたら、それは段落構成上の重大なミスになってしまいます**。

🔖 **段落を作るうえでの大原則**
１つの段落には、１つの話題（トピック）についてのみ書く。

≫ 段落の話題を点検しましょう
―１つの話題で統一されていますか？―

倉茂先生　段落を作るうえでの大原則に注意して、のり子さんの書いてきた文章を点検してみましょう。第２段落がわかりやすいですね。第２段落の話題（トピック）は何ですか？

段落2　厚生労働省はがん検診推進事業として2009年より20歳、25歳、30歳、35歳、40歳の女性を対象に検診無料クーポン券の配布を実施し、受診率の向上を図っている。しかし、厚生労働省が実施した国民生活基礎調査の報告によると、2010年の日本の子宮頸がん検診受診率は20～24歳では10.2％、25～29歳では24.2％である。受診率が70～80％を維持するOECD（Organization for Economic Cooperation and Development、以下OECDと略す）諸国に比較して日本の子宮頸がん検診受診率は著しく低い結果となっている。

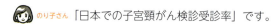

のり子さん　「日本での子宮頸がん検診受診率」です。

倉茂先生　そうですね。それでは第3段落はどうでしょうか？

> **段落3**　また、政府は2010年11月から子宮頸がん等ワクチン接種緊急促進事業として、HPVワクチン接種の公費助成を開始している。その後、2013年4月からHPVワクチンは、小学校6年生から高校1年生を対象とした定期接種に組み込まれたが、接種後に原因不明の痛みや運動障害などさまざまな症状が報告されたことから、2013年6月に積極的な接種の推奨を中止されている状況にある。HPVワクチンの積極的な接種の推奨が中止されている現在、子宮頸がん検診による予防行動をさらに強化し、子宮頸がんを早期発見していく必要があると考えられる。

のり子さん　「日本でのHPVワクチン接種」です。

倉茂先生　第3段落で述べられている話題は、本当に「HPVワクチン接種」についてだけでしょうか？　よく読んでみてくださいね。

のり子さん　あれ？　最後のところ、何か違いますね。「子宮頸がん検診」のことが書かれていますね。

倉茂先生　大事なところに気づきましたね。そうなのです。第3段落は、最後の一文だけ話題が異なる状態になってしまっているのです。そして、論理的な文章を作成するとき、段落内に話題が違うものが混入してしまうと、たちまち論理を追うことが難しくなるのです。もっと簡単に言うと、読みづらい文章になってしまうということです。

のり子さん　あら？　そうやって見てみると、第1段落なんてヒドイですね。

> **段落1**　日本における2012年の女性の子宮頸がん罹患数は10,908人（人口動態統計、厚生労働省大臣官房統計情報部編）、死亡数は2,712人（Hori M, Matsuda T, Shibata A, Katanoda K, Sobue T, Nishimoto H）であり、その数は年々増加傾向にある。特に20歳代の女性に子宮頸がんが急増しており、若年女性の検診の必要性が示されている（石渡勇・石渡千恵子・岡根夏美・石渡恵美子・石渡巌、2004）。また、検診以外にHPVワクチンが開発されており、子宮頸がんを予防するためにはワクチン接種による一次予防と検診による二次予防を併用する必要があると言われている（川名、2015；笹川、2009）。

最初に「子宮頸がん罹患数」のことが書かれていて、それが、いつのまにか「HPVワクチン接種」のことを話題にしていて、最後には「子宮頸がん検診」のことまで書かれていますね。こういうのって、段落としてはいけないものなのですか？

倉茂先生　私の専門領域では英文で論文を投稿することが多いのですが、そういう学術雑誌に1段落に話題が複数ある文章の混じったものを投稿すると、まず確実に査読者からパラグラフライティング上に問題がある、つまり段落の作り方に問題がある、として修正を求められます。修正どころかリジェクト、つまり「こんな文章では掲載できません」と言われてしまうことも多いですね。

のり子さん　そうなのですか……。では、私の書いた文章の第4段落は、そういう観点でみるとめちゃくちゃなのですか？

> 段落4　先行研究では、HPVワクチン任意接種者は子宮頸がん検診への受診意欲が高いことが報告されている（後山ら、2015）。しかし近年、若年女性を取り巻く子宮頸がん予防の体制が大きく変化する中で、ワクチン接種者と未接種者が混在しており、若年女性の子宮頸がん予防行動に対する捉え方はさまざまであると考えられる。そのため、子宮頸がん等ワクチン接種緊急推進事業の対象となり、さらにはHPVワクチンの副反応報道および政府による定期接種の推奨中止の影響を受けている若年女性の子宮頸がん予防行動に対する意識を調査し、現状を明らかにする必要があると考えた。

「子宮頸がん予防行動の意識」という話題で統一されているようでいて、そこに「HPVワクチン接種の有無」とか「政府によるワクチン接種推奨中止の影響」とか、いくつもの視点が入っていますね。

倉茂先生　そうです。しかも、どうやらここにはのり子さんにとっては自明のことでも、専門外の人にはわからないことが省略されているかもしれないのです。

≫ 段落作りの基本を理解しましょう

倉茂先生　でも、一気にその点を問題にする前に、まず段落の作り方の基本から確認していきましょう。「1つの段落には、1つの話題（トピック）についてのみ書く」という段落を作

るうえでの大原則があることは、さきほど説明したとおりです。そこで、**各段落の冒頭には「この段落では何について述べるか」を明示する文を置きます。この文のことを、日本語では「主題文」、英語では「トピックセンテンス」といいます。**💡

のり子さんの文章の場合、このままではトピックセンテンスも不明瞭ですし、1つの段落に複数のトピックが含まれています。そこで、思いきって、今の段落構成を変更し、第1段落から第3段落までのトピックセンテンスをたとえば以下のようにしてはどうでしょうか。

> 💡 **トピックセンテンス（主題文）**
> 各段落の冒頭に置かれる文。その段落で述べることを明示する。

段落1 日本では、子宮頸がんの罹患数、特に20代女性の罹患者数が増加している。

段落2 子宮頸がんで重篤症状になる患者数を減らすには、子宮頸がん検診の受診者数を増やす必要がある。しかし、日本ではなかなか受診者数が増加しない。

段落3 日本では、HPVワクチンを若年女性に接種することで、子宮頸がん罹患数を減らす政策が実行された。しかし、副反応等の問題が発生したため、HPVワクチン接種を積極的に推奨することが取りやめられた。

各段落のトピックセンテンスは、上記程度の内容になると思います。そして、その段落では、トピックセンテンスに続けて、その話題について詳細に述べていけばよいのです。たとえば第1段落では、罹患数がどのように変化しているのか、20代女性の罹患数がどのように変化しているのかなどについて、数字を交え、その出典を示しつつ記述していけばよいのです。ほかの段落も同様です。

のり子さん では、第2段落では、子宮頸がん検診受診率の推移や、他国の受診率の推移との比較などについても書けばよい、ということになるのですね。

倉茂先生 そうです。ただ、「日本での現状」と「他国との比較」とを別の段落にしてしまってもよいですね。段落が長くなるのなら、むしろ分けてしまってもよいと思います。トピックセンテンスを書いてみたとき、それが長くなるときには、そこに複数の話題が入っていることが多いものです。そんなときには、話題ごとに段落を分けたほうが読みやすくなります。

> 🔖 **段落作りの基本**
> - 段落の冒頭にトピックセンテンスを置く。
> - トピックセンテンスが長いときは、複数の話題が入っているおそれがある。
> - トピックセンテンスに複数の話題が入っていることがわかった場合は、話題ごとに段落を分ける。

自分ではわかっているのに読者には伝わらない
―しばしばはまる落とし穴―

のり子さん　ただ、そう考えていくと、第3段落がものすごく長くなる気がします。なぜなら、いまの大学生の世代は、HPVワクチン接種の政策変更によって翻弄された世代だからです。そのこともここに書くと、すごく長くなりそうなのですが。

倉茂先生　のり子さんは、いま非常に大事なことを言いましたね。実は、私の末娘はHPVワクチンを高校1年のときに接種しましてね。ちょうど「すごく痛む」などの情報が報道されていたので、娘がすごくビビッていたのをよく覚えています。そのあと、重篤な副反応の例がいくつも出て、ワクチン接種を勧めるテレビ・ラジオの広告が打ち切られたのですよね。

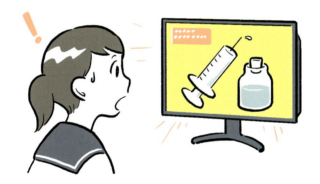

のり子さん　そうなのです。だから、いまの女子大学生には「HPVワクチンを接種した人」「HPVワクチン接種を受ける意思のなかった人」のほかに、「HPVワクチン接種を受けようとしていたのに、不安で受けることをやめた人」や「HPVワクチン接種を自分は受けたかったのに、親などの反対であきらめた人」などがいるのです。

倉茂先生　いまの説明、とても重要です。ところが、のり子さんがいま説明してくれたことは、あなたの文章のどこに書かれているのでしょうか？

のり子さん　第4段落に書いておいたのですが。

倉茂先生　「ワクチン接種者と未接種者が混在しており」の部分のことですか？

のり子さん　そうです。

倉茂先生　でも、この記述だけでは、さきほどのり子さんが説明してくれた「HPVワクチン接種を受けようとしていたのに、

不安で受けることをやめた人」や「HPVワクチン接種を自分は受けたかったのに、親などの反対であきらめた人」などがいるということは伝わってきませんね。

 のり子さん　言われてみれば、そのとおりです。

倉茂先生　これは「**自分にとっては自明のことでも、それをきちんと説明しなければ専門外の読者には伝わらない**」ことの典型例です。どんな種類の予防接種でも、「接種した人」と「接種しなかった人」は存在するでしょう。ところが、HPVワクチンについては、「HPVワクチン接種を受けようとしていたのに、不安で受けることをやめた人」や「HPVワクチン接種を自分は受けたかったのに、親などの反対であきらめた人」など、ほかの種類の予防接種では存在しないカテゴリーの人がいるのですよね。そして、あなたの卒業研究では、この観点がすごく大事なことになっているのだと思います。もしそうならば、この話題について新たに段落を作り、その段落の中で詳しく述べておく必要があります。第3段落を長くするのではなく、この話題で新たに1段落を作るのです。

> 自分にとって自明のことでも、きちんと説明しなければ専門外の読者には伝わらない。

≫ 不足している話題を見つけて段落を作りましょう

倉茂先生　なお、第4段落後半で

> 子宮頸がん等ワクチン接種緊急推進事業の対象となり、さらにはHPVワクチンの副反応報道および政府による定期接種の推奨中止の影響を受けている若年女性

という表現が出てきますが、これももっと具体的に記述しておくべきでしょう。たとえば「HPVワクチンを接種した人」「HPVワクチン接種を受けたかったが、不安でやめた人」「HPVワクチン接種を受ける意思のなかった人」の3つに分けられる、というようにはっきりと表現しておくべきです。そうすれば「これらの違いのある人の間で、子宮頸がん予防意識に差異があるかもしれない」というあなたの仮説をしっかり明示できそうですね。そのためには、この部分にも1段落を充てる必要がありそうです。

 のり子さん　第4段落には「HPVワクチン任意接種者は子宮頸がん予防への意識が高い」という先行研究についても紹介しています。このことについても書いておく必要はあると思うのですが。

 倉茂先生　だったら、どのような段落構成にすればよいのでしょう

か？

のり子さん　あっ、そうか。この内容だけで1段落を作ればよいのですね。そうすれば、その先行研究内容についてもある程度くわしく述べられますから。

倉茂先生　そのとおりです。つまり、いまの第4段落は、すくなくとも3つの段落に分割すべきで、しかもそれぞれの話題について、もっと丁寧に記述していかなくてはいけませんね。

のり子さん　なるほど。なんとなくわかってきました。

倉茂先生　それでは、段落構成を変更し、各段落の話題を1つに限るようにして、この部分を来週までに書き換えてきてください。もちろん、各段落の冒頭にトピックセンテンスを置くことを忘れないでくださいね。

のり子さん　わかりました。それでは、またご指導をよろしくお願いします。

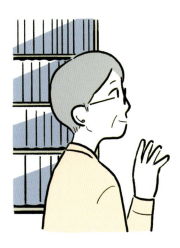
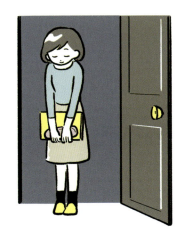

第4講

段落内のすべての文を点検しましょう

翌週の夕刻、2回目の作文勉強会を行いました。今回からは、看護学科の演習室を使わせてもらうことになりました。ホワイトボードなどがあるため、倉茂先生の部屋よりもずっと勉強しやすいためです。
しかも、今日からはたか子先生も参加してくれています。

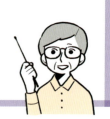

倉茂先生 のり子さん、こんにちは。書き直してきた「背景」の部分を見せてくださいね。

のり子さん はい、これです。（プリントアウトしてきたものを、倉茂先生とたか子先生に渡してくれました。）

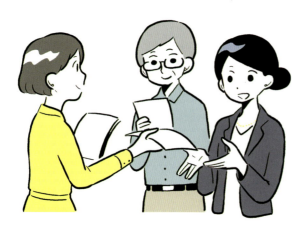

》「文」レベルの問題点に気づきますか？

のり子さんが書き換えてきた「背景」の部分は、次のものでした。書き直す前の文章と比べてみてください。

前回の文章（第3講 p.32〜33）

Ⅰ．背景
　日本における2012年の女性の子宮頸がん罹患数は10,908人（人口動態統計、厚生労働省大臣官房統計情報部編）、死亡数は2,712人（Hori M, Matsuda T, Shibata A, Katanoda K, Sobue

T, Nishimoto H) であり、その数は年々増加傾向にある。特に20歳代の女性に子宮頸がんが急増しており、若年女性の検診の必要性が示されている（石渡勇・石渡千恵子・岡根夏美・石渡恵美子・石渡巖、2004）。また、検診以外にHPVワクチンが開発されており、子宮頸がんを予防するためにはワクチン接種による一次予防と検診による二次予防を併用する必要があると言われている（川名、2015；笹川、2009）。

　厚生労働省はがん検診推進事業として2009年より20歳、25歳、30歳、35歳、40歳の女性を対象に検診無料クーポン券の配布を実施し、受診率の向上を図っている。しかし、厚生労働省が実施した国民生活基礎調査の報告によると、2010年の日本の子宮頸がん検診受診率は20～24歳では10.2％、25～29歳では24.2％である。　受診率が70～80％を維持するOECD（Organization for Economic Cooperation and Development、以下OECDと略す）諸国に比較して日本の子宮頸がん検診受診率は著しく低い結果となっている。

　また、政府は2010年11月から子宮頸がん等ワクチン接種緊急促進事業として、HPVワクチン接種の公費助成を開始している。その後、2013年4月からHPVワクチンは、小学校6年生から高校1年生を対象とした定期接種に組み込まれたが、接種後に原因不明の痛みや運動障害などさまざまな症状が報告されたことから、2013年6月に積極的な接種の推奨を中止されている状況にある。HPVワクチンの積極的な接種の推奨が中止されている現在、子宮頸がん検診による予防行動をさらに強化し、子宮頸がんを早期発見していく必要があると考えられる。

　先行研究では、HPVワクチン任意接種者は子宮頸がん検診への受診意欲が高いことが報告されている（後山ら、2015）。しかし近年、若年女性を取り巻く子宮頸がん予防の体制が大きく変化する中で、ワクチン接種者と未接種者が混在しており、若年女性の子宮頸がん予防行動に対する捉え方はさまざまであると考えられる。そのため、子宮頸がん等ワクチン接種緊急推進事業の対象となり、さらにはHPVワクチンの副反応報道および政府による定期接種の推奨中止の影響を受けている若年女性の子宮頸がん予防行動に対する意識を調査し、現状を明らかにする必要があると考えた。

のり子さんが修正を加えた部分をわかりやすくするため、色をつけています。前回の文章と修正した文章を比べるときは、同じ色の部分に注目してみてください。

修正した文章

I. 背景

段落1 日本における2012年の子宮頸がん推定罹患数は10,908人（地域がん登録全国推計値、2012）、死亡数は2,712人（人口動態統計、2012）であり、その数は年々増加傾向にある。特に20歳代の女性に子宮頸がんが急増しており、20歳代の子宮頸がん推定罹患数は1992年で225人、2012年では488人と20年で2倍以上の増加が見られる。

→ 段落内の話題を1つにしました。

段落2 石渡らによると、性交開始年齢の低下に伴い、子宮頸がんの発症年齢が低下していることから、若年女性の子宮頸がん検診受診の必要性が示されている（石渡勇・石渡千恵子・岡根夏美・石渡恵美子・石渡巌、2004）。しかし、厚生労働省が実施した国民生活基礎調査の報告によると、2010年の日本の子宮頸がん検診受診率は20～24歳では10.2%、25～29歳では24.2%であり、受診率が70～80%を維持するOECD（Organization for Economic Cooperation and Development）諸国に比較して日本の子宮頸がん検診受診率は著しく低い結果となっている。

→ 新しく段落を作りました。同じ話題のものを集めたつもりです。

段落3 また、日本では2009年にHPVワクチンが承認され、政府は2010年11月から子宮頸がん等ワクチン接種緊急促進事業として、HPVワクチン接種の公費助成を開始している。その後、2013年4月からHPVワクチンは、小学校6年生から高校1年生を対象とした定期接種に組み込まれたが、接種後に原因不明の痛みや運動障害などさまざまな症状が報告されたことから、2013年6月に積極的な接種の推奨は中止されている状況にある。

段落4 子宮頸がんを予防するためにはワクチン接種による一次予防と検診による二次予防を併用する必要があるとされている（岩崎・齋藤・木村、2013；川名、2015；笹川、2009）。しかし、HPVワクチンの積極的な接種の推奨が中止されている現在、子宮頸がん検診による予防行動をさらに強化し、子宮頸がんを早期発見していく必要があると考えられる。

→ ここも、同じ話題のものを集めて新しく段落を作りました。

段落5 この状況下において、HPVワクチン接種の公費助成が開始された当時のHPVワクチン接種の対象世代は、副反応や政府による定期接種の推奨中止の影響を受けている。そのため、この世代の女性にはHPVワクチン接種者と未接種者が混在しており、さらにはHPVワクチン未接種者の中に、接種を希望していたが見合わせた者と最初から接種を検討していなかった者

が混在していると考えられる。

段落6 先行研究では、ある施設で子宮頸がん検診を受診したHPVワクチン任意接種者は、検診は受診したがワクチンは未接種である者と比較して検診への受診継続意欲が高いことが報告されている（後山ら、2015）。また、子宮頸がん検診受診やワクチン接種意思のある者の方が、検診やワクチンに関連する知識を多く有していることが示されていた（和泉・眞鍋・吉岡、2013）。しかし、若年女性を取り巻く子宮頸がん予防の体制が大きく変化したことによって、HPVワクチンを接種した者や知識を有している者が子宮頸がん検診への受診意欲が高いとはいえない状況にある。

段落7 当時、子宮頸がん等ワクチン接種緊急推進事業の対象となり、さらにはHPVワクチンの副反応や政府による定期接種の推奨中止の影響を受けた現在の女子大学生は「HPVワクチンを接種した者」「HPVワクチン接種を希望していたが接種を見合わせた者」「HPVワクチン接種を受ける意思のなかった者」に分類できる。そのため、女子大学生の子宮頸がん予防行動に関する実態を調査することで、現状が明らかになると考えた。

> もともと最後の段落にあった内容を3つに分けました。説明も加えました。

≫ まず段落構成の再チェックをしましょう

倉茂先生 段落内の話題を1つにすることに相当気をつけて書き換えたようですね。見違えるほど読みやすくなりました。たか子先生はどうお感じになられますか？

たか子先生 すごく読みやすくなっています。

倉茂先生 やはり、そう感じられたのですね。よかったです。段落内の話題を1つにすることを心がけるだけで、文章はこんなにも読みやすくなるのです。しかも、のり子さんは、この1週間でこれを自力で修正してきましたね。私たち教員に具体的な修正案を示してもらうことなく、ここまで書き上げてきたのですから、たいしたものです。

のり子さん ありがとうございます。

倉茂先生 ただ、内容的に再検討すると、段落をもう1つつけ加えたほうがよい気がします。子宮頸がんは、たしかHPVに感染することで罹患するがんでしたよね。しかも、そのウイルスに感染する機会というのは、性交渉時に限られるのですよね。だから、性交渉を開始する以前の若年女性に

たか子先生 HPVワクチンを接種することが、子宮頸がん罹患の防止に有効なのですよね。私は医療関係者ではないので知識があいまいなのですが、たか子先生、いかがですか？

たか子先生 そのとおりです。そして、そのことを述べる段落を1つ加えておくと、その後の論理がよりはっきりすると思います。書いたほうがよいですね。

のり子さん わかりました。その段落をつけ加えることを検討します。

》冒頭の文を点検してみましょう

倉茂先生 それでは、今日は段落内の論理をすっきりさせる方法を学びましょう。その基本は、「文の構造を調べ、単純な構造の文に直す」ことです。複雑な複文や重文を一掃しなくてはいけません。

のり子さん えっ、そんなに複雑な文を私は書いているのですか？

倉茂先生 それでは、のり子さんが今日直してきてくれた文章の第1段落を使い、この段落に書かれている文を1つひとつ点検していきましょう。のり子さんへ質問です。あなたの文章の第1段落は、いくつの文で構成されていますか？ 💡文（→ p.2）

> **段落1** 日本における2012年の子宮頸がん推定罹患数は10,908人（地域がん登録全国推計値、2012）、死亡数は2,712人（人口動態統計、2012）であり、その数は年々増加傾向にある｡｡特に20歳代の女性に子宮頸がんが急増しており、20歳代の子宮頸がん推定罹患数は1992年で225人、2012年では488人と20年で2倍以上の増加が見られる｡｡

のり子さん 2つの文で構成されています。

倉茂先生 そのとおりです。では、その1番目の文を書き出してみましょう。引用文献は省略しておきますね。そして、この文の主語と述語の関係を、すべて図示してみてください。

> 日本における2012年の子宮頸がん推定罹患数は10,908人、死亡数は2,712人であり、その数は年々増加傾向にある。

のり子さん まず文節に区切るのですよね。💡こうなりました。 💡文節の区切り方（→ p.3）

日本に｜おける｜2012年の｜子宮頸がん推定罹患数は｜10,908人、｜死亡数は｜2,712人で｜あり、｜その｜数は｜年々｜増加傾向に｜ある。

次に「主語－述語」の組を図示します。こうなりました。図示しやすくするため、最初の読点のところで改行して、すこし言葉を補いました。

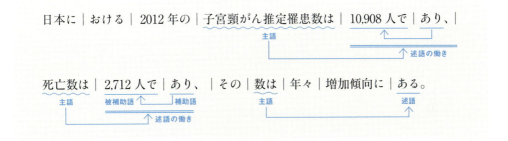

倉茂先生　はい、よくできました。それでは、この文は単文・重文・複文のどれに相当しますか？　💡文の種類（→ p.6）

のり子さん　あらら？　「主語－述語」の組が3つありますね。

倉茂先生　三重文とでもいうべき構造ですね。でも、大切なことは、「主語－述語」の組が3組以上ある文を作ると、往々にして意味の取りにくい文になってしまう、ということなのです。この文の場合には、もっと重大な論理上のエラーが潜んでいるようですね。これも、文を単純化するとよく見えてくるはずです。

この文を、最初の重文のところは残し、最後の「主語－述語」の組を別の文にしてみましょう。次のようになりますね。

日本における2012年の子宮頸がん推定罹患数は10,908人、死亡数は2,712人である。
そして、その数は年々増加傾向にある。

倉茂先生　では、のり子さんに質問します。最後の文に出てくる「その数」とは「何の数」のことですか？

のり子さん　「子宮頸がん推定罹患数」のことです。

倉茂先生　本当ですか？　「死亡数」のことではないのですか？

のり子さん　あっ、「死亡数」も増加していますから、「死亡数」のことも指し示しています。

 倉茂先生　それはおかしいですね。「その数」の「その」は「1つのもの」しか指し示すことのできない指示語です。複数のものを指し示す指示語に変更したらどうなりますか？

 のり子さん　「それらの数」に直せばよい、ということですね。

 倉茂先生　そうです。でもそうすると、もう1つの問題点にも気づくことができますよ。書き直してみましょうね。

> 日本における2012年の子宮頸がん推定罹患数は10,908人、死亡数は2,712人である。
> そして、それらの数は年々増加傾向にある。

「年々増加傾向にある」とは述べていますが、その証拠となる引用文献などが必要ですね。たとえば2016年の罹患数と死亡数について調べ、その資料を引用する形で数字を掲載することが必要でしょう。

 たか子先生　ちゃんと調べてくださいね。でも、それだと、この段落の後半部分とのバランスが悪いですね。

 のり子さん　どういうことですか？

 たか子先生　第1段落の2番目の文は

> 特に20歳代の女性に子宮頸がんが急増しており、20歳代の子宮頸がん推定罹患数は1992年で225人、2012年では488人と20年で2倍以上の増加が見られる。

となっていて、1990年代の数字と2010年代の数字を比較しています。後半をこのようにするのなら、前半部分も「1990年代の数字と2010年代の数字」で比較したほうがよいですね。そうでないと「時期が異なる2つのものを並べて、いったいどれだけの意味があるのか？」とつっこまれてしまいますから。

 のり子さん　わかりました。ちゃんと調べて、書き直します。

》一文ずつの点検をさらに続けましょう

 倉茂先生　この第1段落の2番目の文ですが、「主語－述語」の組と

いう視点で見ても問題が多いですね。ちょっと簡略化して調べてみましょう。この文の中にある主語をすべて挙げてみてください。

特に20歳代の女性に子宮頸がんが急増しており、20歳代の子宮頸がん推定罹患数は1992年で225人、2012年では488人と20年で2倍以上の増加が見られる。

のり子さん　「子宮頸がんが」「子宮頸がん推定罹患数は」「増加が」です。あらら、3つもありますね。

倉茂先生　そうです。つまり「論理の追いにくい文」になっている可能性があるのです。思い切って、すべて単文にしてみましょう。次のようになりますね。

特に20歳代の女性に子宮頸がんが急増している。20歳代の子宮頸がん推定罹患数は1992年で225人、2012年では488人であった。このように、20年で2倍以上の増加が見られる。

比較的スムーズに単文にできたのは、もとの文が三重文の構造になっていたからです。このように単純化してから、それぞれの文を吟味してみましょう。問題点が結構あるようです。

≫ 単純化した文の修飾関係をすべて点検しましょう

倉茂先生　まず、最初の文から点検しましょう。

特に20歳代の女性に子宮頸がんが急増している。

この中にある「子宮頸がんが急増している」という表現がおかしいことに気づきますか？

のり子さん　あ！　数の表現になっていませんね。

倉茂先生　そうです。「急増する」という表現は、「何かの数が急に増える」という意味ですね。この場合、何の数が増えているのですか？　それを考えて書き直してください。

のり子さん　「急増した」のは「子宮頸がんの罹患数」です。あっ、そうか！　次のようにしないといけないのですね。

> 特に20歳代の女性に子宮頸がん罹患数が急増している。

倉茂先生　そうですね。「増加する」「減少する」などの言葉を使うときは、何の数について言っているのか、しっかり表現しなくてはいけません。💡　　　💡 増加・減少について論じるとき（→ p.13）

倉茂先生　この文には、まだ文法的なエラーが混じっています。文節に区切り、問題のある部分に下線を引いてみます。

> 特に｜20歳代の｜<u>女性に</u>｜子宮頸がん罹患数が｜急増して｜いる。

この「女性に」という文節は修飾語です。どこを修飾していますか？

のり子さん　「子宮頸がん罹患数が」だと思うのですけど。あら？「に」は連用修飾語💡を作る助詞でしたね。「子宮頸がん罹患数が」を修飾できるはずがありませんね。　　　💡 連用修飾語（→ p.18）

倉茂先生　そのとおりです。「子宮頸がん罹患数が」を修飾したいのなら、連体修飾語💡を作る助詞である「の」を使わざるを得ないのです。つまり、次のようになりますね。　　　💡 連体修飾語（→ p.19）

> 特に｜20歳代の｜<u>女性の</u>｜子宮頸がん罹患数が｜急増して｜いる。

なお、連体修飾語を作る助詞が「の」しかないため、文の中に「の」が何回も連続して出現してしまう場合があります。そして、これが多くなると非常に読みにくいのです。「の」を連続して使う場合、最大でも2つまでにしておくとよいでしょう。この文では、「の」は連続して2つ出てきているだけなので大丈夫ですが、気になるようなら次のように改変するとよいですね。

> 特に｜<u>20歳代女性の</u>｜子宮頸がん罹患数が｜急増して｜いる。

倉茂先生　では、書き換えた2番目の文を見てみましょう。「助詞の働き」に注意して、この表現が正しいかどうか点検してみてください。わかりやすくするために、文節に区切っておきましょう。

20歳代の│子宮頸がん推定罹患数は│1992年で│225人、│2012年では│488人で│あった。

のり子さん えっ、この文の中に、正しくない言葉遣いが入っているのですか？

倉茂先生 参考書で「で」という助詞の働きと意味とを調べてください。

のり子さん 「で」ですね。「連用修飾語を作る」と書いてあります。意味には「場所」「手段・材料」「原因・理由」「時限」の4つがあります。

倉茂先生 上の文の「1992年で」という文節は、どこを修飾しているのですか？

のり子さん 「225人」です。

倉茂先生 「225人」という語は用言ですか？

のり子さん あっ、違いますね。これは数を表すのだから、名詞ですね。用言ではありません。

倉茂先生 意味ではどうでしょうか。「場所」「手段・材料」「原因・理由」「時限」のいずれかを表しているでしょうか？

のり子さん 「○年の時点」という意味ですから……。あれ？　うまくあてはまりません。

倉茂先生 つまり、「助詞の働き」という点でも、「助詞の意味」という点でも、この表現は間違っています。これを直すには、ちょっとしたテクニックが必要です。
まず、「時間・時点」を表す助詞は何かを探してみてください。

のり子さん 「に」がありました。

倉茂先生 そうですね。でも、「に」は連用修飾語を作る助詞ですから、このままでは使用できません。こういうときは、「に」のすぐあとに副助詞の「は」をつけます。

20歳代の子宮頸がん推定罹患数は1992年には225人、2012年には488人であった。

後半にあった「2012年では」の部分も「2012年には」に変えました。これでも重たく感じるようなら、

20歳代の子宮頸がん推定罹患数は、1992年には225人であったが、2012年には488人になった。

とするのもよいです。文の構造という点から見ると、上の文は重文交じりの複文とでもいうべき形ですが、そんなに読みにくいものではありません。むしろすっきりとした印象になります。

のり子さん こんなところまで注意して文を書かなくてはいけないのですか。大変ですね。

倉茂先生 そうです。助詞1つひとつの使い方をしっかり確かめ、正しい使い方になっているかどうかをチェックしなくてはいけません。なお、さきほどの文の場合、別の直し方があります。本来は「1992年の子宮頸がん推定罹患数は」と表現したいところなのですから、この形を大事にして

> 1992年の20歳代子宮頸がん推定罹患数は 225人だったが、2012年の同罹患数は 488人だった。

このようにしてしまってもよいでしょう。私よりも年配の研究者の中には

> 1992年の20歳代子宮頸がん推定罹患数は 225人だったが、2012年のそれは 488人だった。

という形の表現を用いる方も多かったですね。これは好みの問題なので、どちらの表現を使ってもかまいませんが、文が長くなってしまいそうな場合には、後者の表現を使うと簡潔にすることができます。

のり子さん 3番目の文にも問題はあるのですか？

倉茂先生 ありますよ。あらためて、この文を抜き書きしてみましょう。

> このように、20年で2倍以上の増加が見られる。

この文の主語と述語は何ですか？

のり子さん 主語は「増加が」、述語は「見られる」です。

倉茂先生 文法的にはそういう形になっています。でも、意味上の正確さという観点からみると、この表現には問題があります。そもそも「増加」とは「見られる」ものなのですか？
　本来、ここで述べたいことは「罹患数が2倍以上に増加した」ということではないのですか？　なぜ、わざわざ「増加が見られた」という表現にしなくてはいけなかったのですか？

のり子さん　つまり「衝撃が走った」という文と同様の問題があるのですね。

倉茂先生　そのとおりです。これを修正すると、たとえば以下のようになるでしょう。

このように、20歳代の子宮頸がん罹患数は20年で2倍以上になった。

≫ すべての文をチェックしましょう

のり子さん　こんなに一文ずつ問題点が見つかるということは、第3段落以降も問題だらけなのでしょうか？

倉茂先生　残念ながら、そういう状態なのです。たとえば、第3段落の2番目の文には、これまでのものとは異なる、重大なエラーが含まれています。書き出してみましょう。

その後、2013年4月からHPVワクチンは、小学校6年生から高校1年生を対象とした定期接種に組み込まれたが、接種後に原因不明の痛みや運動障害などさまざまな症状が報告されたことから、2013年6月に積極的な接種の推奨は中止されている状況にある。

これも複雑な構造の文になってしまっていますから、いくつもの文に分割して検討すべきです。特に、この最後の部分に注目しましょう。

2013年6月に｜積極的な｜接種の｜推奨は｜中止されて｜いる｜状況に｜ある。

この部分の主語と述語を答えてください。

のり子さん　「推奨は」が主語で、「中止されている」全体が述語の働きをしています。補助と被補助の関係になっていますから。

倉茂先生　そのとおりです。次に、この文末の「状況にある」の部分について考えてみましょう。「状況にある」の「ある」は文末にあるのですから、述語です。では「ある」の主語は何ですか？

のり子さん　あれ？　見当たりませんね。

倉茂先生　主語が省略されている場合、その主語はどのようにみなされるのでしたっけ？

のり子さん　「私は」です。あっ、このままでは「私が－ある」という意味になってしまうのですね。

倉茂先生　科学的作文法の原則に従うと、そういう意味になってしまいます。このように、のり子さんの文章には、まだまだ複雑な構造の文が多いうえ、修飾関係や主語と述語の関係が点検されていない状況なのです。

そこで、次回の勉強会までに、第3段落以下のすべての文についてその構造を点検し、なるべく単純な構造の文に書き換えてきてください。そのうえで、主語と述語の関係や、修飾関係についてもできるだけ点検してきてください。

のり子さん　すごく大変ですね。でもがんばります。

倉茂先生　修正には時間がかかるでしょうから、次回の勉強会は2週間後にしましょう。

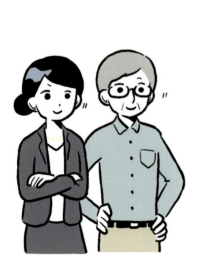
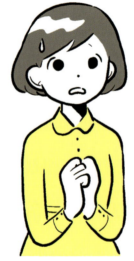

第5講

「段落間の論理」と「段落内の論理」の両者を点検しましょう

2週間後の夕刻に、3回目の作文勉強会を行いました。今日もたか子先生が同席してくださっています。倉茂先生は地形学を専門としているので、看護学や医学には詳しくありません。のり子さんの文章が相当にわかりやすくなってきているので、そろそろ専門家の目で厳密に点検することも必要になってきます。

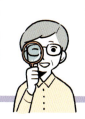

» 次の文章には「段落間の論理」に問題があることに気づきますか？

前回までのアドバイスをもとに、のり子さんが改めて書き換えてきた「背景」の部分は以下のとおりでした。書き直す前の文章と比べてみてください。

前回の文章（第4講 p.42〜43）

Ⅰ．背景

　日本における2012年の子宮頸がん推定罹患数は10,908人（地域がん登録全国推計値、2012）、死亡数は2,712人（人口動態統計、2012）であり、その数は年々増加傾向にある。特に20歳代の女性に子宮頸がんが急増しており、20歳代の子宮頸がん推定罹患数は1992年で225人、2012年では488人と20年で2倍以上の増加が見られる。

　石渡らによると、性交開始年齢の低下に伴い、子宮頸がんの発症年齢が低下していることから、若年女性の子宮頸がん検診受診の必要性が示されている（石渡勇・石渡千恵子・岡根夏美・石渡恵美子・石渡巌、2004）。しかし、厚生労働省が実施した国民生活基礎調査の報告によると、2010年の日本の子宮頸がん検診受診率は20〜24歳では10.2％、25〜29歳では24.2％であり、受診率が70〜80％を維持するOECD（Organization for Economic Cooperation and Development）諸国に比較して日本の子宮頸がん検診受診率は著しく低い結果となっている。

　また、日本では2009年にHPVワクチンが承認され、政府

は2010年11月から子宮頸がん等ワクチン接種緊急促進事業として、HPVワクチン接種の公費助成を開始している。その後、2013年4月からHPVワクチンは、小学校6年生から高校1年生を対象とした定期接種に組み込まれたが、接種後に原因不明の痛みや運動障害などさまざまな症状が報告されたことから、2013年6月に積極的な接種の推奨は中止されている状況にある。

　子宮頸がんを予防するためにはワクチン接種による一次予防と検診による二次予防を併用する必要があるとされている（岩崎・齋藤・木村、2013；川名、2015；笹川、2009）。しかし、HPVワクチンの積極的な接種の推奨が中止されている現在、子宮頸がん検診による予防行動をさらに強化し、子宮頸がんを早期発見していく必要があると考えられる。

　この状況下において、HPVワクチン接種の公費助成が開始された当時のHPVワクチン接種の対象世代は、副反応や政府による定期接種の推奨中止の影響を受けている。そのため、この世代の女性にはHPVワクチン接種者と未接種者が混在しており、さらにはHPVワクチン未接種者の中に、接種を希望していたが見合わせた者と最初から接種を検討していなかった者が混在していると考えられる。

　先行研究では、ある施設で子宮頸がん検診を受診したHPVワクチン任意接種者は、検診は受診したがワクチンは未接種である者と比較して検診への受診継続意欲が高いことが報告されている（後山ら、2015）。また、子宮頸がん検診受診やワクチン接種意思のある者の方が、検診やワクチンに関連する知識を多く有していることが示されていた（和泉・眞鍋・吉岡、2013）。しかし、若年女性を取り巻く子宮頸がん予防の体制が大きく変化したことによって、HPVワクチンを接種した者や知識を有している者が子宮頸がん検診への受診意欲が高いとはいえない状況にある。

　当時、子宮頸がん等ワクチン接種緊急推進事業の対象となり、さらにはHPVワクチンの副反応や政府による定期接種の推奨中止の影響を受けた現在の女子大学生は「HPVワクチンを接種した者」「HPVワクチン接種を希望していたが接種を見合わせた者」「HPVワクチン接種を受ける意思のなかった者」に分類できる。そのため、女子大学生の子宮頸がん予防行動に関する実態を調査することで、現状が明らかになると考えた。

> 修正した文章

Ⅰ．背景

段落1 日本における1992年の子宮頸がん推定罹患数は7,843人（地域がん登録全国推計値、1992）、死亡数は1,960人（人口動態統計、1992）であった。それらの数は年々増加傾向にあり、2012年にはそれぞれ10,908人（地域がん登録全国推計値、2012）、2,712人（人口動態統計、2012）になった。国立がん研究センターがん情報サービスの統計によると、特に20歳代の子宮頸がん推定罹患数が急増している。1992年の20歳代の子宮頸がん推定罹患数は225人だったが（地域がん登録全国推計値、1992）、2012年の同罹患数は488人だった（地域がん登録全国推計値、2012）。このように、20歳代の子宮頸がん推定罹患数は20年で2倍以上になった。

> 文を簡潔に整えました。また、データの提示の仕方も見直しました。

段落2 子宮頸がんのほとんどはHPV（Human papillomavirus、以下HPVと略す）の持続感染が原因となって引き起こされる。HPVは性行為によって感染するが、性交を開始する以前の女性がHPVワクチンを接種することで感染を防止することができる。そのため、HPVワクチンは子宮頸がん発生の予防に有効とされている。

> 新しく段落を追加しました。

段落3 石渡らによると、性交開始年齢の低下に伴い、子宮頸がんの発症年齢が低下していることから、若年女性の子宮頸がん検診受診の必要性が示されている（石渡勇・石渡千恵子・岡根夏美・石渡恵美子・石渡巌、2004）。しかし、厚生労働省が実施した国民生活基礎調査の報告によれば、2010年の子宮頸がん検診受診率は20～24歳では10.2%、25～29歳では24.2%であった。

段落4 日本では2009年にHPVワクチンが承認され、政府は子宮頸がん等ワクチン接種緊急促進事業として、HPVワクチン接種の公費助成を2010年11月に開始した。その後、HPVワクチンは小学校6年生から高校1年生を対象として2013年4月に定期接種に組み込まれた。しかし、接種後に原因不明の痛みや運動障害などさまざまな症状が報告されたことから、2013年6月には積極的な接種の推奨は中止された。

段落5 HPVワクチン接種の公費助成の対象となった世代は、副反応や政府による定期接種の推奨中止によって、さまざまな影響を受けている。そのため、この世代には、HPVワクチンを接種した者と未接種の者が混在しており、さらに未接種者の中には、接種を希望していたが見合わせた者と接種を受ける意思のなかった者が混在している。

> わかりやすい文になるように、このあたりも全体的に書き直しをしました。

段落6 先行研究では、子宮頸がん検診を受診した者のうち、HPVワクチンを任意接種した者は未接種者よりも検診への受診継続意欲が高いことが報告されていた（後山ら、2015）。また、子宮頸がん検診受診やワクチン接種の意思のある者の方が検診やワクチンに関連する知識を多く有していることが示されていた（和泉・眞鍋・吉岡、2013）。

段落7 しかし、若年女性を取り巻く子宮頸がんの予防体制が大きく変化したことによって、HPVワクチンを接種した者や知識を有している者の方が子宮頸がん検診への受診意欲が高いとはいえない状況にある。

段落8 岩崎らは、子宮頸がんを予防するためにはワクチン接種による一次予防と検診による二次予防を併用する必要があると報告している（岩崎・齋藤・木村、2013；川名、2015；笹川、2009）。しかし、現状ではHPVワクチンの積極的な接種の推奨は中止されているため、今後はこれまで以上に子宮頸がん検診受診行動を促進させていく必要がある。

段落9 現在、大学に在籍する女子は「HPVワクチンを接種した者」「HPVワクチン接種を希望していたが見合わせた者」「HPVワクチン接種を受ける意思のなかった者」に分類される。それらに分類される女子大学生の子宮頸がん予防行動に関する実態を調査し、現状を明らかにする。

> 内容のつながりを考えて、段落の場所を移しました。

倉茂先生 それぞれの段落で、各文の構造が単純になるように工夫しましたね。相当に時間をかけて修正したのだと思います。すごく読みやすくなっています。

のり子さん ありがとうございます。

倉茂先生 ところが、わかりやすくなってきたからこそ見えてきた問題点があるようです。今日は、まずそこを重点的に見ていきましょう。

のり子さん えっ、まだ直さなくてはいけないことがあるのですか……。

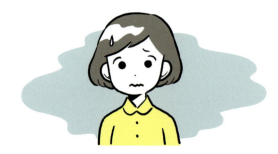

≫「段落間の論理」の点検方法の基礎を学びましょう

 倉茂先生　それぞれの段落のトピックセンテンスを書き出してみましょう。

段落1 日本では、20歳代女性の子宮頸がん罹患数が増加している。

段落2 子宮頸がんの原因は性交によりHPVに感染することなので、性交開始前の女性にHPVワクチンを接種することで予防できる。

段落3 性交開始年齢の低下に伴い、子宮頸がんの発症年齢が低下しているので、若年女性は子宮頸がん検診を受診する必要がある。

段落4 日本では、HPVワクチンは小学校6年生から高校1年生を対象として2013年4月に定期接種に組み込まれた。その後、重篤な副反応が報告され、2013年6月には積極的な接種の推奨は中止された。

段落5 HPVワクチン接種の公費助成の対象となった世代は、副反応や政府による定期接種の推奨中止によって、さまざまな影響を受けている。特に、HPVワクチン未接種者の中には、接種を希望していたが見合わせた者と接種を受ける意思のなかった者が混在している。

段落6 子宮頸がん検診を受診した者のうち、HPVワクチンを任意接種した者は未接種者よりも検診への受診継続意欲が高い。また、子宮頸がん検診受診やワクチン接種の意思のある者の方が検診やワクチンに関連する知識を多く有している。

段落7 若年女性では、HPVワクチンを接種した者や知識を有している者の方が子宮頸がん検診への受診意欲が高いとはいえない。

段落8 子宮頸がんを予防するためにはワクチン接種による一次予防と検診による二次予防を併用する必要がある。しかし現状ではHPVワクチンの積極的な接種の推奨は中止されているため、今後は子宮頸がん検診受診行動を促進させていく必要がある。

段落9 大学に在籍する女子は「HPVワクチンを接種した者」「HPVワクチン接種を希望していたが見合わせた者」「HPVワクチン接種を受ける意思のなかった者」に分類される。それらに分類される女子大学生の子宮頸がん予防行動に関する実態を調査し、現状を明らかにする。

全部で9段落ありますね。ただし、トピックセンテンスを書き出してみると、どうしても長くなってしまう段落がいくつもあります。これは「段落内での視点ブレ」という症状が出ているためなのですが、これについてはあとで学びます。

　さて、トピックセンテンスを書き出したら、次に、各段落間にどのような「接続のことば」を入れればよいのかを考えてみましょう。各段落間をつなぐのに適した「接続のことば」が見つかれば、そこでの「段落間の論理」はしっかりしているということになります。でも、適切なことばが見つからなかったり、「ところで」「一方」ばかりになってしまっていたら、そこでの「段落間の論理」はうまくつながっていないことになります。

◆段落間の論理のチェック方法
・段落間をつなぐ「接続のことば」を入れてみる。
・そのことばが見つからないときは、段落間の論理に問題があるとみなす。

≫ 実際に「段落間の論理」をチェックしてみましょう

倉茂先生：では、のり子さん、第1段落のトピックセンテンスと第2段落のそれとの間に、何か「接続のことば」を入れてみてください。

のり子さん：「ところが」でつながりそうです。

倉茂先生：そうですね。実際につないでみましょう。

段落1 日本では、20歳代女性の子宮頸がん罹患数が増加している。
　　　　　ところが、
段落2 子宮頸がんの原因は性交によりHPVに感染することなので、性交開始前の女性にHPVワクチンを接種することで予防できる。

　ここはつながりましたね。では、第2段落と第3段落の間はどうでしょうか？

のり子さん：「また」くらいのことばでつながりそうです。実際につないでみます。

段落2 子宮頸がんの原因は性交によりHPVに感染することなので、性交開始前の女性にHPVワクチンを接種することで予防できる。
　　　　　また、
段落3 性交開始年齢の低下に伴い、子宮頸がんの発症年齢が低下しているので、若年女性は子宮頸がん検診を受診する必要がある。

ここはこのようにつながると思います。

倉茂先生　では、第3段落と第4段落の間はどうでしょうか？

段落3 ▶ 性交開始年齢の低下に伴い、子宮頸がんの発症年齢が低下しているので、若年女性は子宮頸がん検診を受診する必要がある。
　　　　［？？？］

段落4 ▶ 日本では、HPV ワクチンは小学校6年生から高校1年生を対象として2013年4月に定期接種に組み込まれた。その後、重篤な副反応が報告され、2013年6月には積極的な接種の推奨は中止された。

のり子さん　あれあれ？　ちょうどよい言葉が見つかりません。

倉茂先生　そうなのです。ここに「そこで」とか「したがって」とかいう接続語を入れようとしても、意味のしっくりとくることばが見つからないのです。

　　　　ところが、第2段落と第4段落を直接つなげようとすると、今度は「接続のことば」が見つかります。実際につないでみましょう。

段落2 ▶ 子宮頸がんの原因は性交により HPV に感染することなので、性交開始前の女性に HPV ワクチンを接種することで予防できる。
　　　　［そのため、］

段落4 ▶ 日本では、HPV ワクチンは小学校6年生から高校1年生を対象として2013年4月に定期接種に組み込まれた。その後、重篤な副反応が報告され、2013年6月には積極的な接種の推奨は中止された。

　　　　第3段落と第4段落との間をつなぐことはできないのに、第2段落と第4段落の間にはちょうどよい「接続のことば」が見つかりました。このことは、「第3段落がこの位置に置かれているために、文章全体の論理を阻害している」ことを意味します。つまり、第3段落を置くべき位置が間違っているのか、あるいは第4段落で述べるべきものが間違っているのか、いずれにせよ重大な段落間の論理の欠落があることがわかります。

「段落間の論理」の総点検をしてみましょう

倉茂先生　それでは、さきほどのトピックセンテンスを箇条書きにしたものの間に、「接続のことば」を入れてみましょう。もし適切なものが見当たらない場合には「？？？」と表記することにします。

段落1 日本では、20歳代女性の子宮頸がん罹患数が増加している。
　ところが、
段落2 子宮頸がんの原因は性交によりHPVに感染することなので、性交開始前の女性にHPVワクチンを接種することで予防できる。
　また、
段落3 性交開始年齢の低下に伴い、子宮頸がんの発症年齢が低下しているので、若年女性は子宮頸がん検診を受診する必要がある。
　？？？
段落4 日本では、HPVワクチンは小学校6年生から高校1年生を対象として2013年4月に定期接種に組み込まれた。その後、重篤な副反応が報告され、2013年6月には積極的な接種の推奨は中止された。
　このため、
段落5 HPVワクチン接種の公費助成の対象となった世代は、副反応や政府による定期接種の推奨中止によって、さまざまな影響を受けている。特に、HPVワクチン未接種者の中には、接種を希望していたが見合わせた者と接種を受ける意思のなかった者が混在している。
　ところで、
段落6 子宮頸がん検診を受診した者のうち、HPVワクチンを任意接種した者は未接種者よりも検診への受診継続意欲が高い。また、子宮頸がん検診受診やワクチン接種の意思のある者の方が検診やワクチンに関連する知識を多く有している。
　ところが、(？) ← 何かしっくりこない
段落7 若年女性では、HPVワクチンを接種した者や知識を有している者の方が子宮頸がん検診への受診意欲が高いとはいえない。
　？？？
段落8 子宮頸がんを予防するためにはワクチン接種による一次予防と検診による二次予防を併用する必要がある。しかし現状ではHPVワクチンの積極的な接種の推奨は中止されているた

め、今後は子宮頸がん検診受診行動を促進させていく必要がある。

??？

段落9 大学に在籍する女子は「HPVワクチンを接種した者」「HPVワクチン接種を希望していたが見合わせた者」「HPVワクチン接種を受ける意思のなかった者」に分類される。それらに分類される女子大学生の子宮頸がん予防行動に関する実態を調査し、現状を明らかにする。

このように見ていくと、第3段落のみならず、第6段落以降の「段落間の論理」がうまくつながっていないことがわかります。

のり子さん えーっ！　こんなにも直すところがあるのですか。どうすれば直せるのでしょうか？

倉茂先生 私はこの分野の専門家ではないから明確には示せませんが、論理的なつながりだけで考えると、いくつかの修正方法がありそうです。大くくりにすると、「子宮頸がんの予防方法」「子宮頸がん検診への意識」「HPVワクチンの問題」の3つの話題がありそうですから、それぞれの話題について論理をつなぎ、それを組み合わせることを考えるとよさそうですね。いずれにせよ、のり子さん自身が必死に考えなくてはならないところです。

≫ 段落の基本的構造を理解しましょう

倉茂先生 次に、各段落の構成を考えてみましょう。第3講で「段落冒頭にはトピックセンテンスを置く」「その段落内では、そのトピックに関することしか書かない」という段落を作るうえでの大原則を学びました。したがって、多くの場合、段落冒頭にトピックセンテンスが書かれ、そのあとにトピックに関する具体的な記述が書かれていきます。

◇ 段落を作るうえでの大原則
（→ p.35）

のり子さんの文章では、第1段落がこの原則に近い書き方になっています。ここにもう一度示してみましょう。

段落1 日本における1992年の子宮頸がん推定罹患数は7,843人（地域がん登録全国推計値、1992）、死亡数は1,960人（人口動態統計、1992）であった。それらの数は年々増加傾向にあり、2012年にはそれぞれ10,908人（地域がん登録全国推計値、2012）、

2,712人（人口動態統計、2012）になった。国立がん研究センターがん情報サービスの統計によると、特に20歳代の子宮頸がん推定罹患数が急増している。1992年の20歳代の子宮頸がん推定罹患数は225人だったが（地域がん登録全国推計値、1992）、2012年の同罹患数は488人だった（地域がん登録全国推計値、2012）。このように、20歳代の子宮頸がん推定罹患数は20年で2倍以上になった。

ところが、さきほど箇条書きにした各段落のトピックセンテンスでは、この第1段落のものは

段落1 日本では、20歳代女性の子宮頸がん罹患数が増加している。

でした。残念ながら、このトピックセンテンスが段落の冒頭に置かれている形にはなっていません。そこで、このトピックセンテンスを段落の冒頭にもってきて、記述内容の順番をすこし変えてみると、たとえば次のようになります。

　日本では近年、20歳代女性の子宮頸がん罹患数が増加している。1992年の20歳代の子宮頸がん推定罹患数は225人だったが（地域がん登録全国推計値、1992）、2012年の同罹患数は488人だった（地域がん登録全国推計値、2012）。このように、20歳代の子宮頸がん推定罹患数は20年で2倍以上になった。一方、女性全体でのデータでは、1992年の子宮頸がん推定罹患数は7,843人（地域がん登録全国推計値、1992）、2012年には10,908人（地域がん登録全国推計値、2012）であった。女性全体では20年で罹患者数が約1.4倍になったことと比較しても、20歳代女性の罹患数増加率が大きいことがわかる。

> トピックセンテンスを冒頭に置いたことに伴って、20歳代の子宮頸がんについての記述が先になった。

> 女性全体についての記述が後に。

トピックを「子宮頸がん罹患数」に絞り込み、「死亡者数」の情報は消してしまいました。でも、論理構成上は問題ないと思います。

≫「視点ブレのある段落」を見抜きましょう

倉茂先生 ところで、さきほど箇条書きにした第2段落のトピックセンテンスは比較的長くなってしまっていますね。もう一度抜き書きしてみましょう。

段落2 子宮頸がんの原因は性交によりHPVに感染することなので、性交開始前の女性にHPVワクチンを接種することで予防できる。

よく見てみると、「子宮頸がんの原因は性交によりHPVに感染することである」というトピックと、「性交開始前の女性にHPVワクチンを接種することで予防できる」というトピックに分かれています。**このように、一見すると1つのトピックのように見えるが、よく考えると2つ以上のトピックになっている段落を、私は「視点ブレのある段落」とよんでいます。**

こういうときは、これらそれぞれのトピックセンテンスを段落の冒頭に置き、その具体的内容をその後に記述するように変えていくと、この部分もずっと論理を追いやすい文章に変わるはずです。

> 💡**視点ブレのある段落**
> 1つのトピックのように見えて、実は2つ以上のトピックになっている段落。

≫「視点ブレのある段落」を修正してみましょう

たか子先生 この段落では、第1段落に比べて具体性が乏しい状態になっています。その原因が何かわかりますか？ 第1段落では文献引用をしっかり行っていたのに、この段落では文献の引用がまったくありませんね。もっと文献検索をしっかり行い、その内容を付け加えていけば、十分に直せるはずです。

倉茂先生 たか子先生のおっしゃるとおりです。第2段落前半に引用内容を加えていけば、たとえば次のような文章になるはずです。

子宮頸がんのほとんどはHPV（Human papillomavirus、以下HPVと略す）の性行為による持続感染が原因となって引き起こされる。(文献)によると、日本人女性が罹患した子宮頸がんのうち、●%がHPV感染によるものである。しかも、……（たとえば、どのような性行為による感染なのかなど、特徴的

なことを記述する）。

　　　第2段落後半も、文献引用を加えれば、たとえば次のようになるでしょう。

　しかし、性交を開始する以前の女性にHPVワクチンを接種することで、HPV感染を防止することができる（文献）。……（文献を引用し、HPVワクチン接種により感染率がどのくらい低下したのか、エビデンス［根拠］をしっかり示す）。

　　　いずれの段落も、文献引用をしながら具体的内容を示していくのですから、相当にボリュームが大きくなると思います。

》どの段落を修正すべきかを見抜きましょう

倉茂先生　さきほど、トピックセンテンスを箇条書きにしましたね。そのとき、長くなったり、2文になったりした段落は、段落内に視点ブレがある可能性が非常に高いのです。第4、5、6、8、9段落はこれに相当しそうですね。

たか子先生　それに、このあたりには、まったくと言ってよいほど文献引用がされていませんよね。引用のなされている段落でも、十分とはいえません。しっかり文献を調べて、その内容を書き加えていかないと改善できそうにはないですね。

のり子さん　ええーっ！　じゃあ、すごく勉強して、しかも段落構成も変更させて……。大変だぁ！

倉茂先生　科学的な文章を直すときには、こういう苦労は日常茶飯事なのです。いままで、こういう点に注意せずに書いていたから、すらすらと文章を書けていただけなのです。注意を払うようになると、文章を完成させるのにすごく時間がかかるようになるのです。

　細かい点で直すべきところも結構見当たりますが、まずは段落構成と、段落内の視点ブレを解消するように直してきてくださいね。相当に直さなくてはいけないから、また2週間くらいの時間を差し上げましょう。

第6講

「段落間の論理」と「段落内の論理」の両者を再点検しましょう

2週間後の夕刻に、4回目の勉強会を行いました。のり子さんは、相当にがんばって文献などを調べ、段落構成も工夫して書いてきたようです。

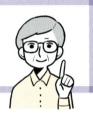

≫ 次の文章に残っている問題点に気づきますか？

のり子さんが書き直した「背景」の全文は以下のとおりでした。

前回の文章（第5講 p.57〜58）

Ⅰ．背景

　日本における1992年の子宮頸がん推定罹患数は7,843人（地域がん登録全国推計値、1992）、死亡数は1,960人（人口動態統計、1992）であった。それらの数は年々増加傾向にあり、2012年にはそれぞれ10,908人（地域がん登録全国推計値、2012）、2,712人（人口動態統計、2012）になった。国立がん研究センターがん情報サービスの統計によると、特に20歳代の子宮頸がん推定罹患数が急増している。1992年の20歳代の子宮頸がん推定罹患数は225人だったが（地域がん登録全国推計値、1992）、2012年の同罹患数は488人だった（地域がん登録全国推計値、2012）。このように、20歳代の子宮頸がん推定罹患数は20年で2倍以上になった。

　子宮頸がんのほとんどはHPV（Human papillomavirus、以下HPVと略す）の持続感染が原因となって引き起こされる。HPVは性行為によって感染するが、性交を開始する以前の女性がHPVワクチンを接種することで感染を防止することができる。そのため、HPVワクチンは子宮頸がん発生の予防に有効とされている。

　石渡らによると、性交開始年齢の低下に伴い、子宮頸がんの発症年齢が低下していることから、若年女性の子宮頸がん検診受診の必要性が示されている（石渡勇・石渡千恵子・岡根夏美・

67

石渡恵美子・石渡巌、2004)。しかし、厚生労働省が実施した国民生活基礎調査の報告によれば、2010年の子宮頸がん検診受診率は20〜24歳では10.2％、25〜29歳では24.2％であった。

　日本では2009年にHPVワクチンが承認され、政府は子宮頸がん等ワクチン接種緊急促進事業として、HPVワクチン接種の公費助成を2010年11月に開始した。その後、HPVワクチンは小学校6年生から高校1年生を対象として2013年4月に定期接種に組み込まれた。しかし、接種後に原因不明の痛みや運動障害などさまざまな症状が報告されたことから、2013年6月には積極的な接種の推奨は中止された。

　HPVワクチン接種の公費助成の対象となった世代は、副反応や政府による定期接種の推奨中止によって、さまざまな影響を受けている。そのため、この世代には、HPVワクチンを接種した者と未接種の者が混在しており、さらに未接種者の中には、接種を希望していたが見合わせた者と接種を受ける意思のなかった者が混在している。

　先行研究では、子宮頸がん検診を受診した者のうち、HPVワクチンを任意接種した者は未接種者よりも検診への受診継続意欲が高いことが報告されていた(後山ら、2015)。また、子宮頸がん検診受診やワクチン接種の意思のある者の方が検診やワクチンに関連する知識を多く有していることが示されていた(和泉・眞鍋・吉岡、2013)。

　しかし、若年女性を取り巻く子宮頸がんの予防体制が大きく変化したことによって、HPVワクチンを接種した者や知識を有している者の方が子宮頸がん検診への受診意欲が高いとはいえない状況にある。

　岩崎らは、子宮頸がんを予防するためにはワクチン接種による一次予防と検診による二次予防を併用する必要があると報告している(岩崎・齋藤・木村、2013；川名、2015；笹川、2009)。しかし、現状ではHPVワクチンの積極的な接種の推奨は中止されているため、今後はこれまで以上に子宮頸がん検診受診行動を促進させていく必要がある。

　現在、大学に在籍する女子は「HPVワクチンを接種した者」「HPVワクチン接種を希望していたが見合わせた者」「HPVワクチン接種を受ける意思のなかった者」に分類される。それらに分類される女子大学生の子宮頸がん予防行動に関する実態を調査し、現状を明らかにする。

修正した文章

Ⅰ．背景

段落1 日本では近年、20歳代女性の子宮頸がん罹患数が増加している。1992年の20歳代の子宮頸がん推定罹患数は225人だったが（地域がん登録全国推計値、1992）、2012年の同罹患数は488人だった（地域がん登録全国推計値、2012）。このように、20歳代の子宮頸がん推定罹患数は20年で2倍以上になった。一方、女性全体のデータでは、1992年の子宮頸がん推定罹患数は7,843人（地域がん登録全国推計値、1992）、2012年には10,908人（地域がん登録全国推計値、2012）であった。女性全体では20年で子宮頸がん推定罹患数が1.4倍になったことと比較しても、20歳代女性の罹患者増加率が大きいことがわかる。

> トピックセンテンスを最初に置き、後の記述内容を入れ替えました。

段落2 子宮頸がんのほとんどは性行為によるHPV（Human papillomavirus、以下HPVと略す）の持続感染が原因となって引き起こされる。川名によると、子宮頸がんの発症の95％以上がHPV感染によるものである。HPVには現在100種類以上のタイプが同定されており、それらのうち、HPV16、18型は子宮頸がんを発症する危険性がもっとも高いウイルスである。HPV16、18型による子宮頸がんの発症は全体の約70％程度であり、若年女性の子宮頸がんの発症では、HPV16、18型の頻度はさらに高くなる（川名、2015）。

段落3 しかし、性交経験前の女性がHPVワクチンの接種を受けることでHPV感染を予防することができる（笹川、2009）。川名によると、HPVワクチンはHPV16、18型の感染をほぼ100％予防できる。これによって子宮頸がんの約70％の発症を予防できることになる（川名、2015）。

> もとの第2段落目を2つの内容に分けて、それぞれに文献を加えました。

段落4 日本では2009年にHPVワクチンが承認され、政府は子宮頸がん等ワクチン接種緊急促進事業として、HPVワクチン接種の公費助成を2010年11月に開始した。その後、HPVワクチンは小学校6年生から高校1年生を対象として2013年4月に定期接種に組み込まれた。

段落5 しかし、HPVワクチンの接種後に手足のしびれなどの症状が出現したとの新聞記事が2013年3月に発表され、HPVワクチン接種による被害が顕在化した（岩谷、2014）。また、HPVワクチン接種後に全身に痛みを訴える症例が30例以上報告され、運動障害や神経障害などの重篤な副反応も多数報告された（厚生労働省、2013）。そのことを受け、政府は2013年6月にHPVワクチンの積極的な接種の推奨を中止した。

> 視点ブレがあったので、トピックセンテンスに合わない内容を1つの段落として独立させました。

段落6 ▶ HPVワクチン接種の公費助成の対象となった世代の多くは、副反応が報道されたことによって接種を受けることに対する不安をもった（吉村ら、2015）。また、政府が定期接種の推奨を中止したことによって、接種希望者数が激減した。そのため、この世代にはHPVワクチン接種を受けた者と受けていない者とが混在している。

> 文献を追加して、新たに段落を設けました。

段落7 ▶ 笹川によると、ワクチン接種による一次予防と検診による二次予防を併用することで、子宮頸がんの発生確率は減少する（笹川、2009；川名、2015）。しかし、HPVワクチンの積極的な接種の推奨中止は現在も継続されており、ワクチン接種を受けていない者は検診を受診することによって、子宮頸がんの発症を予防する必要がある。

段落8 ▶ また、石渡らによると、性交開始年齢の低下に伴い、子宮頸がんの発症年齢が低下している。そのため、若年女性は子宮頸がん検診を受診する必要がある（石渡勇・石渡千恵子・岡根夏美・石渡恵美子・石渡巖、2004）。

段落9 ▶ しかし、厚生労働省が2010年に実施した国民生活基礎調査の報告によると、20〜69歳の女性の子宮頸がん検診受診率は24.3％であった。一方、OECD（Organization for Economic Cooperation and Development、以下OECDと略す）加盟国諸国の同受診率の平均は約60％である。このように、日本の子宮頸がん検診受診率はOECD加盟国諸国より著しく低い。特に、日本の20歳代の女性の子宮頸がん検診受診率は、20〜24歳では10.2％、25〜29歳では24.2％であり（国民生活基礎調査、2010）、若年女性の子宮頸がん検診の受診率向上は喫緊の課題である。

> 文章のつながりを考えて、これらの内容はあとに書くことにしました。

段落10 ▶ 先行研究では、HPVワクチン接種が公費助成の対象となる以前の世代について、HPVワクチン接種行動や子宮頸がん検診受診に関する調査が実施されている（田中・国府、2012；和泉・眞鍋・吉岡、2013；亀崎・田中・保田・福田、2013；片山・水野・稲田、2013）。しかし、HPVワクチン接種を受ける環境が大きく変化したことによる若年女性の子宮頸がん検診受診への影響はこれまでに明らかにされていない。また、HPVワクチン接種の公費助成対象世代のHPVワクチン接種行動や子宮頸がん検診受診に関連した調査報告は少ない。

> 内容を追加するため、新しく段落を設けました。

段落11 ▶ HPVワクチン接種を受けた者のほとんどは親の勧めや公費助成の対象となったことをきっかけとしている（亀崎・田中・

保田・福田、2013；助川ら、2016）。そのため、接種を受けた者の中には、受動的に接種を受けた者が含まれている。また一方で、接種を受けていない者の中には、定期接種の推奨中止によって、接種を希望していたが見合わせた者が含まれる。このように、公費助成の対象となった世代のHPVワクチン接種における行動は「HPVワクチン接種を自発的に受けた者」「HPVワクチン接種を受動的に受けた者」「HPVワクチン接種を希望していたが見合わせた者」「HPVワクチン接種を受ける意思のなかった者」の4種類に分類される。

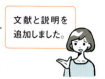

文献と説明を追加しました。

》「段落間の論理」を最終チェックしましょう

倉茂先生 今回は11段落構成にしたのですね。引用文献の数も増えていますね。相当に資料を検討したのだと思います。

のり子さん ありがとうございます。

倉茂先生 ただ、一読したときに、「段落間の論理」がうまくつながらない段落が1つありますね。第7段落の直後のところで、ひっかかるものを感じます。

のり子さん 実はこのあたり、どうしたらよいかすごく悩んでいます。

倉茂先生 問題点を明らかにするために、第7段落から第9段落までのトピックセンテンスを書き出してみましょう。

段落7 ワクチン接種による一次予防と検診による二次予防を併用することで、子宮頸がんの発生確率は減少する。

段落8 性交開始年齢の低下に伴い、子宮頸がんの発症年齢が低下している。そのため、若年女性は子宮頸がん検診を受診する必要がある。

段落9 日本人女性の子宮頸がん検診受診率はOECD諸国のそれと比べて低い。

第8段落の前後に「接続のことば」を入れようとしても、なかなかよいことばが見つかりませんね。しかも、第8段落のトピックセンテンスが2文になってしまっています。第8段落は「視点ブレのある段落」になっている可能性があります。

》問題のある「段落間の論理」を修正しましょう
―プロの知識が必要な場合―

 たか子先生　第8段落で述べている内容は、時期的に古い内容なのです。引用文献も2004年のものですよね。HPVワクチンの公的接種が開始される以前の情報です。

 倉茂先生　第2段落に「子宮頸がんの原因はHPVに感染することだ」という内容が書かれていますが、ここで引用されている文献は2015年のものですね。たか子先生のお話を伺っていると、「子宮頸がんの原因はHPVに感染することだ」ということは、これよりもっと前にわかっていた、ということのように思えるのですが。

たか子先生　しっかり文献検討しなくてはいけませんが、2000年以前にすでに明らかになっていたはずです。

倉茂先生　そういうことになると、第2段落以降の構成は以下のようになるのではないでしょうか。

> 子宮頸がんの原因は、性交渉によってHPVに感染することである。
> ↓
> ただし、子宮頸部の細胞が前がん状態であることがわかれば、子宮頸がんを発症する以前に治療することができる。
> ↓
> そのためには、性交渉経験のある女性は子宮頸がん検診を受けなくてはならない。
> ↓
> ところが、女性の性交渉開始年齢が低下してきているから、若年女性も子宮頸がん検診を受ける必要がある。
> ↓
> その後、HPVワクチンが開発された。
> ↓
> そして、HPVワクチン接種を受けることで、HPV感染を予防できる。
> ↓
> そこで、日本政府はHPVワクチン接種の公費助成を開始した。

このような流れにすれば、段落間にしっかりと「接続のことば」を入れて構成することができそうですね。

 のり子さん　本当ですね。このような構成なら、しっかりと書けそうです。

倉茂先生　このような改稿が可能であることは、たか子先生のプロとしての知識があったから気づけたことなのです。私は医療関係者ではありませんから、このようなプロならではの指導はできません。

◆ 段落間の論理の修正には、プロの知識が必要な場合もある。

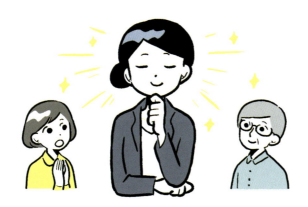

ほかの「段落間の論理」も点検しましょう

のり子さん　それでは、前の第7段落を第9段落に直接つなげることはできるのでしょうか？

倉茂先生　トピックセンテンスを書き出してみましょう。

段落7 ワクチン接種による一次予防と検診による二次予防を併用することで、子宮頸がんの発生確率は減少する。

段落9 日本人女性の子宮頸がん検診受診率はOECD諸国のそれと比べて低い。

この2つのトピックセンテンスを直接つなげるのは相当に無理がありますね。この間に重要な情報が抜けてはいませんか？　素人考えですが、たとえば次のような論理構成は成り立つと思います。

段落7 ワクチン接種による一次予防と検診による二次予防を併用することで、子宮頸がんの発生確率は減少する。
ところが、HPVワクチン接種の推奨が取り消されている現在では、検診による予防に頼らざるをえない。

段落9 日本人女性の子宮頸がん検診受診率はOECD諸国のそれと比べて低い。

どうでしょうか？　そして、こういう論理はプロの目から見たとき、不自然ではありませんか？

たか子先生　不自然さはありません。すっきりと論理が通ります。

のり子さん　わかりました。こういう構成になるように修正してきます。

》わかりにくい文を修正しましょう
―自分勝手な表現はありませんか？―

倉茂先生　さて、この「背景」の部分は、いよいよ完成に近いところまできたようですね。そのためには、各段落の中にあるすべての文をチェックし、「長い文」「『主語－述語』の不明瞭な文」「修飾関係の不明瞭な文」などを修正していかなくてはいけません。具体的には、第1講と第2講で学んだテクニックを使います。

ところが、今回の文章の中には、これまでにはなかったタイプのエラーがあります。

のり子さん　そんなに変な表現を私は使っているのですか？

倉茂先生　「HPV16、18型」という語がそれにあたります。そもそも、これを正確に読むとどうなるのですか？　「HPV16点18型」ですか？

たか子先生　(笑いながら) 確かに変ですね。省略せずにきちんと書かないと……。

のり子さん　えっ、どういうことですか？

倉茂先生　HPVには多くの型があって、その中に「HPV16型」や「HPV18型」があるのでしょ？

のり子さん　あっ、そうか。それでは、「HPV16型と18型」に直せばよいのですね。

倉茂先生　そんなに単純ではなさそうです。たしかに、第2段落4行目の文だったら、次のように修正できます。

HPV16、18型は子宮頸がんを発症する危険性がもっとも高いウイルスである。

HPV16型および18型は子宮頸がんを発症する危険性がもっとも高いウイルスである。

では、同段落の次の文はどうでしょうか？

HPV16、18型による子宮頸がんの発症は全体の約70%程度であり、……

のり子さん 直してみますね。

HPV16型および18型による子宮頸がんの発症は全体の約70%程度であり、……

これなら大丈夫なのですね。

倉茂先生 2つの問題を抱えているようです。そのうち、より大きなエラーから直してみましょう。「HPV16型および18型による子宮頸がんの発症」の部分に大きな問題があります。

たか子先生に伺います。子宮頸がんに罹患するとき、同時に2種類のHPVに感染するという事例がほとんどなのですか？

たか子先生 一般的に、ある型のウイルスに感染し、その後に別の型のウイルスに感染するということはあり得ると思いますが、2種類のウイルスに同時感染するという事例は少ないと思います。文献検討をしっかりしないといけませんが。

倉茂先生 プロがこうおっしゃるくらいのことなのです。つまり、「HPV16型**および**18型」と表現する場合と、「HPV16型**あるいは**18型」と表現する場合と、さらには「HPV16型**あるいは**18型、**あるいは**その両者」と表現する場合とで、意味は異なってきます。もし、子宮頸がんに罹患する方の相当数が「HPV16型あるいは18型のいずれかに感染している」というのであれば、次のように修正するとよいでしょう。

◆「および」と「あるいは」は意味が異なる。正しい文意になるよう注意して使い分ける。

HPV16型あるいは18型による子宮頸がんの発症は全体の約70%程度であり、……

のり子さん こんなに細かいところにまで気を配らないといけないのですか……。

倉茂先生 この文には、修飾関係上のエラーもあります。上記のように直したとしても、「HPV16型あるいは18型による」の部分はどこを修飾しますか？ 「よる」は動詞の連体形ですから、連体修飾語になりますよね。

のり子さん　ええっと……たしか連体修飾語は体言（名詞）を含む文節を修飾するのでしたよね。そうすると、「HPV16型あるいは18型による」の部分は、あきらかに「発症は」を修飾していると思うのですが。

 倉茂先生　その直前の文節である「子宮頸がんの」を修飾するとは考えられませんか？

 のり子さん　言われてみれば、そう読んでも意味が通るような……。そうか！ 両方の文節を修飾しているということなのですね。

 倉茂先生　そんなに先走らないでください。科学的な作文を行う場合には、どんな読み方をしても、一通りの意味にしかならない文を書かなくてはなりません。いまのように2つの文節のどちらを修飾しているかわからない修飾関係など、書いてはいけません。

 のり子さん　では、どうすればよいのですか？

倉茂先生　いくつかの方法があります。1つは、「発症」という名詞の直前に問題の部分をもってくることです。つまり、修飾語と被修飾語を近づけてしまうのです。すると、次のようになりますが、どうもまだ問題がありそうです。

> 子宮頸がんの **HPV16型あるいは18型による** 発症は全体の約70％程度であり、……

意味的に許容されるかもしれませんが、「子宮頸がんの」という文節が「HPV16型あるいは18型」を修飾する、というように読めなくもありません。

この可能性もなくすためには、思い切って「発症」という名詞を動詞に置き換えて、「HPV16型あるいは18型による」の部分も連用修飾するようにしてしまえばよさそうです。ちょっとやってみましょう。

> HPV16型あるいは18型**により**子宮頸がんが**発症する**率は全体の約70％程度であり、……

 のり子さん　あっ、本当だ。すっきりしますね。

 倉茂先生　でも、上の文には、まだかわいいエラーが混じっていますよ。「約70％程度」の部分です。

 のり子さん　そんなに変ですか？

倉茂先生　話し言葉なら問題にならないことなのですが、科学的作文では嫌われます。「約」とは「だいたい」という意味ですよね。「程度」も「だいたい」という意味ですよね。同じ意味の言葉が重複しています。どちらか1つにしても、問題なく意味が通るはずです。

「約70％である」「70％程度である」のどちらかの表現で十分です。

◆「約」と「程度」はどちらも「だいたい」という意味。このような同じ意味の言葉を重複して使わない。

》その人特有のエラーに注意しましょう

倉茂先生　多くの学生に作文指導をしていると、その学生特有の言い回しがあることに気づかされます。そして、多くの場合、同じ人が同じ種類のエラーを犯しているのです。のり子さんの場合、「〜による」という表現をよく使っており、そこには先ほどの事例と同じような問題が潜んでいるようです。

のり子さん　えっ、本当ですか？

倉茂先生　実際に書き出してみましょう。まず、第2段落の1〜3行目です。問題の部分を赤字にしておきますね。

子宮頸がんのほとんどは性行為によるHPVの持続感染が原因となって引き起こされる。

「性行為による」の「よる」の部分が連体修飾語になっていますね。「性行為によるHPV」とも読み取れますし、「性行為による持続感染」とも読み取れます。まあ、意味を考えれば後者になるのでしょう。でも、はっきりさせるならば、次のように書き換えられるでしょう。

子宮頸がんのほとんどは性行為によりHPVに持続感染することが原因となって引き起こされる。

「持続感染」という名詞を「持続感染する」という動詞に置き換え、そこに修飾してくるものを連用修飾語になるように書き直してあります。

のり子さん　あっ、本当だ。同じようなエラーが、まだあるのですか？

倉茂先生　第10段落5〜7行目にも同様のエラーがあります。書き出してみましょう。

第2章 文章の組み立て ―段落を整えて読みやすい文章にしましょう―

> しかし、HPVワクチン接種を受ける環境が大きく**変化したことによる**若年女性の子宮頸がん検診受診への影響はこれまでに明らかにされていない。

> 「変化したことによる」の「よる」という連体修飾語が「若年女性」「子宮頸がん検査受診」「影響」の3つの名詞のいずれを修飾するのか、文法的には判断できません。しかも「検診受診への影響」という漠然とした表現まで混ざっています。根本的に直さないといけませんね。

のり子さん 内容を考えて、このように書き換えてみました。いかがでしょうか。

> しかし、HPVワクチン接種を受ける環境が大きく**変化したことにより**、若年女性の子宮頸がん検診受診率に**どのような変化が生じたか**はこれまでに明らかにされていない。

倉茂先生 とても読みやすくなったと思います。「(変化したことに) よる」という連体修飾語を「(変化したことに) より」という連用修飾語に直し、しかもその直後に読点を打ったのですね。同時に、「検診受診への影響」という漠然とした表現を「検診受診率にどのような変化が生じたか」と直したので、意味も明瞭になりました。

のり子さん ありがとうございます。この段落は、あとで自分でももう一度内容を整理して、推敲したいと思います。

　のちに、のり子さんが実際に提出した卒業論文では、この段落は以下のように大きく変更されていました。どのような注意を払って修正したのか、じっくりと読み取ってください。

修正前の文章

　先行研究では、HPVワクチン接種が公費助成の対象となる以前の世代について、HPVワクチン接種行動や子宮頸がん検診受診に関する調査が実施されている（田中・国府、2012；和泉・眞鍋・吉岡、2013；亀崎・田中・保田・福田、2013；片山・水野・稲田、2013）。しかし、HPVワクチン接種を受ける環境が大きく変化したことによる若年女性の子宮頸がん検診受診への影響はこれまでに明らかにされていない。また、HPVワ

クチン接種の公費助成対象世代の HPV ワクチン接種行動や子宮頸がん検診受診に関連した調査報告は少ない。

> 修正した文章
>
> 　先行研究では、HPV ワクチン接種が公費助成の対象となる以前の世代について、HPV ワクチン接種行動や子宮頸がん検診受診に関する調査が実施されている（田中・国府、2012；和泉・眞鍋・吉岡、2013；亀崎・田中・保田・福田、2013；片山・水野・稲田、2013）。しかし、これらの研究は HPV ワクチン接種の積極的勧奨が中止される以前に実施されている。勧奨中止以降に報告された HPV ワクチンや子宮頸がん検診に関する調査研究は少なく、褥婦や保護者を対象とした意識調査（中村・齋藤・川端・石見・鬼頭、2017；石野、2016）や大学 1 年生を対象とした 2011 年から 2014 年までの経年調査（助川ら、2016）に限られる。しかし、HPV ワクチン接種の積極的勧奨を受け、その後、接種勧奨中止となった世代を対象とした先行研究は見当たらない。

この段落で示しておきたいことを整理・追加して、きちんと伝わるように注意を払いました。
また、修正前には、「調査報告は少ない」とするだけで、具体的な文献名が示されていませんでした。これをしっかり加えるとともに、そのための修正をしてあります。

≫ 重大な論理エラーに気がつきましたか？
― 推敲をしっかりしないと ―

 倉茂先生　論理的にもっと重大なエラーもあります。第 6 段落の最後の 2 文です。書き出してみましょう。

> また、政府が定期接種の推奨を中止したことによって、接種希望者数が激減した。そのため、この世代には HPV ワクチン接種を受けた者と受けていない者とが混在している。

　　　　この記述は正確ですか？　いかなる予防接種でも、その接種を希望しない人は一定数いるはずです。別に「定期接種の推奨を中止」せずとも、「受けたくない人は受けない」はずです。

 たか子先生　そもそも、この段落で「この世代には HPV ワクチン接種を受けた者と受けていない者とが混在している」ことを述べておく必要がないと思います。第 10 段落できちんと「公費助成世代の類型化」をしているのですから。最後の

一文を取り去ってしまうべきだと思います。

のり子さん　なんとなく書いた文なのですが、そんな意識ではダメなのですね。

倉茂先生　われわれ**プロの研究者は、自分の書いた文章に対して「論理的か」「無用の反復はないか」など、相当に注意して推敲**作業を行います。なんとなく書いた文が残っていてはいけないのです。

のり子さん　そんなに厳しく見ていくのですか！　すごく時間がかかりそうですね。

倉茂先生　科学的な文章を書くとは、そういうものなのです。さて、別の種類の論理的問題もありますよ。第9段落です。大事な部分を箇条書きにしてみましょう。

> - 日本人女性の子宮頸がん検診受診率は 24.3% である。
> - OECD 諸国での同受診率の平均は約 60% である。
> - 日本人女性の同受診率は OECD 諸国より低い。
> - 日本の若年女性では、20〜24 歳で 10.2%、25〜29 歳で 24.2% である。
> - 日本の若年女性の受診向上を図らなくてはならない。

この記述では、「25〜29 歳の受診率が 24.2%」と書かれていますが、これは「日本人女性の受診率は 24.3%」という数字とほとんど差がありませんよね。何のために「25〜29 歳の受診率が 24.2%」という記述を加えているのですか？　その論理がはっきりしません。

のり子さん　この「25〜29 歳の受診率が 24.2%」という記述を取ってしまえばよいのでしょうか？

倉茂先生　たしかにそういう方法もあるでしょう。そのうえで「20〜24 歳の受診率がきわめて低い」ことを示せばよいのですから。でも、「25〜29 歳の受診率が 24.2%」という記述が、論理的に必要なのかもしれません。そのあたりは、のり子さんが必死に考えなくてはならないことです。

のり子さん　うーん、わかりました。この記述が論理的に必要かどうか、もう一度よく考えてみることにします。

> 💡 **推敲**
> 文章の字句を十分に考え、練ること。
>
> 🔶 **推敲するときの視点**
> ・「論理的か」「無用の反復はないか」などに相当の注意を払う。
> ・「なんとなく書いた文」を残さない。

≫ 細かいエラーも見落とさないようにしましょう

倉茂先生 もっとかわいらしいエラーも2つあるようです。典型的なものは第11段落の最後の文です。抜き出してみましょう。

公費助成の対象となった世代のHPVワクチン接種における行動は「HPVワクチン接種を自発的に受けた者」「HPVワクチン接種を受動的に受けた者」「HPVワクチン接種を希望していたが見合わせた者」「HPVワクチン接種を受ける意思のなかった者」の4種類に分類される。

「行動」を「〜した者」「〜した者」などに分類する、というすごい構造になっています。「公費助成の対象になった世代は、4種類に分類される」というのなら、論理的にわかります。でも「行動」を「者」にしてしまう、というのでは、論理が通りません。

のり子さん 言われてみれば、そのとおりですね。論理がきちんと通るように、書き直しました。

公費助成の対象となった世代は、「HPVワクチン接種を自発的に受けた者」「HPVワクチン接種を受動的に受けた者」「HPVワクチン接種を希望していたが見合わせた者」「HPVワクチン接種を受ける意思のなかった者」の4種類に分類される。

倉茂先生 正しく直せていますね。これなら問題ないでしょう。

ほかに、もっとかわいらしいエラーもあります。第5段落4行目の「全身に痛みを訴える」の部分です。「全身に」は連用修飾語ですから、「全身に訴える」という修飾関係になってしまいます。そんなこと、ありえますか？

のり子さん あっ、おかしいですね。「全身の痛みを訴える」でなくてはいけませんね。

倉茂先生 でも、こういう細かい点を含め、「背景」の部分は完成に近づいたようですね。次回までに完成させてきてください。また、次回はその次の「目的」の部分も書いてきてください。

第3章

論文の作法
「書くべきこと」と
「書いてはいけないこと」を
判断しましょう

第7講
「目的」と「方法」の書き方を学びましょう

2週間後の夕刻に第5回の勉強会を行いました。前回の指摘にそって「背景」の文章も訂正されていました。まだ数か所ほど訂正が必要ではありますが、ほぼ完成に近い状態になっていました。

ただし、実際に卒業研究を完成させようとする際には、その内容に応じて変更させなくてはならない可能性があります。それに、完成版は最終的に投稿論文として仕立て直されました。ですから、これ以降の修正版をここに掲載することは避けさせていただきます。

のり子さんは、「目的」および「方法」の文章も書いてきました。今日はこれらを重点的に点検してみたいと思います。まず、「目的」の文章を点検してみましょう。

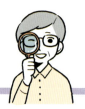

》「目的」の文章のもつ問題に気づきますか?

のり子さんの書いてきたものは、以下のとおりでした。

> Ⅱ．目的
> 　本研究の目的は、HPV ワクチン接種の積極的勧奨を受け、接種勧奨中止となった世代の女子を上記の4種類に分類し、子宮頸がん予防行動に関する知識と行動、それらの影響要因を明らかにすることである。2017年度に大学に在籍する1〜4年生の女子は、2010年に HPV ワクチン接種の公費助成が開始された当時の小学校6年生〜中学校3年生にあたる。そこで本研究では、それらの女子を上記の4群に分類し、分類ごとに HPV ワクチン接種と子宮頸がん検診受診に関する知識や行動、それらの影響要因を分析し、実態を明らかにする。また、子宮頸がん検診受診行動を促進するための今後の対策について検討する。

チェックポイント

- 段落のトピック（話題）は何ですか？　トピックから外れた記述はありませんか？
- 複雑な構造の文になっていませんか？
- 文と文の間の論理は明確ですか？
- 各文の主語と述語の関係は明解ですか？
- 各文の修飾関係などは明解ですか？

まずトピックの確認をしましょう

倉茂先生　冒頭の文がトピックセンテンスですね。ここで宣言したトピックから外れた記述は見当たりませんか？

のり子さん　ないと思います。

倉茂先生　冒頭の文では「子宮頸がん予防行動の知識・行動、それらの影響要因」がトピックになっていることがわかります。そしてこの段落では、ほぼすべてがこのトピックに関連した内容しか書かれていません。しいて言うならば、最後の文が「今後の対策」にまで踏み込んでいますが、なんとか許容範囲内でしょう。ただし、「どのようにして今後の対策を考えるのか」を目的として位置づけをはっきりさせたいのなら、この部分は別段落とすべきかもしれません。おそらく、このあと論文を仕上げていく段階で、この部分については再検討が必要になるでしょう。現時点では合格としましょう。

のり子さん　よかったです。ありがとうございます。

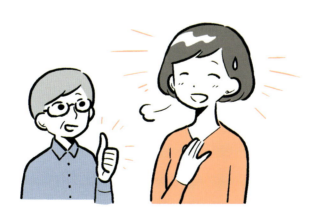

複雑な構造の文はありませんか？

倉茂先生　複雑な構造の文を見つけ出すとき、どういう視点で点検するのでしたっけ？

のり子さん　長い文があれば、疑ってかかります。特に4行以上にわたる文の場合、それを点検しなくてはなりません。

倉茂先生　そうですね。では、この段落に4行以上にわたる文はありませんか？

のり子さん　そうならないように気をつけたつもりですが。あら？　冒頭の文は結構長いですね。

倉茂先生　3行半ありますね。この文を点検してみましょう。この文をあらためて書き出してみましょうね。そのうえで主語と述語に着目し、この文がどういう構造の文なのかを判定してください。

> 本研究の目的は、HPV ワクチン接種の積極的勧奨を受け、接種勧奨中止となった世代の女子を上記の4種類に分類し、子宮頸がん予防行動に関する知識と行動、それらの影響要因を明らかにすることである。

のり子さん　主語は「目的は」、述語は「(ことで) ある」です。また、「分類し」と「(明らかに) する」も述語で、これらの主語は省略されています。つまり、主語は「私は」です。

倉茂先生　つまり、単文・重文・複文のうち、どれにあたりますか？

のり子さん　あれあれ？　複文の中に重文が含まれていますね。

倉茂先生　そのとおりです。つまり、この文の構造は十分に複雑です。では、この文をいくつかの単純な構造の文に分割して書き換えてみましょう。内容的に分割すると、以下の3つになりそうですね。

> 本研究では、以下の3つを行う。
> - HPV ワクチン接種の積極的勧奨を受け、接種勧奨中止となった世代の女子を上記の4種類に分類する。
> - 分類ごとに、子宮頸がん予防行動に関する知識と行動について調査する。
> - その調査結果をもとに、それらの影響要因を明らかにする。

このように分割してみると、意味のわかりにくい部分がはっきりとしてきますね。

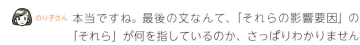

のり子さん　本当ですね。最後の文なんて、「それらの影響要因」の「それら」が何を指しているのか、さっぱりわかりませんね。

倉茂先生　実は、この書き換えを行う以前から、「それらの影響要因」の部分は意味不明になってしまっていると感じていました。でも、のり子さんは感じていなかったようですね。つまり、文を単純化してみないと、いまののり子さんの実力では問題点に気づきにくい状態になっているのです。でも、このように分割してみると気づきやすくなりますよね。ちなみに、この部分をどう変更すればよいのかは、あなたにしか判断できないことです。たか子先生、どう思われますか？

たか子先生　その部分は、次の「方法」のところとも関連しますが、統計的な検討が必要なところなのです。分類間で有意差が認められた場合に、その差が生じた要因について、何らかの検討をしよう、というくらいの意味になるところです。

倉茂先生　つまり、4群に分類し、各群間で多重検定を行い、その結果にもとづいて何らかの考察をする、ということですね。さてのり子さん、いま私とたか子先生が話をしていたことをどれくらい理解できましたか？

のり子さん　お二人で、急に私のわからないことを話し始めたのでびっくりしています。

倉茂先生　そうだろうと思いました。この研究を仕上げるには、統計検定について基礎から勉強しないといけませんね。その知識がないと、このあたりをきっちりと書き直すのは難しいと思います。現時点では、卒業論文を仕上げていく段階での課題ということにしておきましょう。

　ちなみに、箇条書きにした1番目の文にも、ちょっとした問題がありそうですね。重文になっている部分の後半に一言つけ加えて

- HPVワクチン接種の積極的勧奨を受け、接種勧奨中止となった世代の女子を上記の4種類に分類する。

- HPVワクチン接種の積極的勧奨を受け、その後に接種勧奨中止となった世代の女子を上記の4種類に分類する。

くらいにしておいたほうがわかりやすいでしょう。

文と文の間の論理は明確ですか？

倉茂先生　文と文の間の論理を明示するためには、何が大事なのか、覚えていますか？

のり子さん　「文と文の間に接続語が入る」ことです。

倉茂先生　そのとおりです。そしてこの段落の場合、文の冒頭にはすべて接続語が入っていますね。その意味で、この問題はクリアしているようですね。

◆ 段落間の論理の
　 チェック方法
　 （→ p.60）

主語と述語の関係は整っていますか？

倉茂先生　2番目以降のすべての文を点検してみましょう。主語と述語の関係に問題はありませんか？

> ② 2017年度に大学に在籍する1～4年生の女子は、2010年にHPVワクチン接種の公費助成が開始された当時の小学校6年生から中学校3年生にあたる。
>
> ③ そこで本研究では、それらの女子を上記の4群に分類し、分類ごとにHPVワクチン接種と子宮頸がん検診受診に関する知識や行動、それらの影響要因を分析し、実態を明らかにする。
>
> ④ また、子宮頸がん検診受診行動を促進するための今後の対策について検討する。

のり子さん　第3の文と第4の文には主語がありません。だから、主語は「私は」ですね。……あら？　そうやって見てみると、第3の文には述語が多いですね。この文、結構複雑です。

倉茂先生　大事なところに気づきましたね。各文の主語と述語の関係を必ずチェックしていれば、こういう点を見逃すことはないのです。3つ以上の述語があるようですから、いくつかの文に分けて書き直すべきですね。もしかすると、情報不足も入っているかもしれませんね。

修飾関係等は明解ですか？

　倉茂先生　第3の文には、述語が多いという問題が見つかりました。では、修飾語という観点でこの文を見たらどうなるでしょうか？　もう一度、この文だけを書き出してみましょう。

そこで本研究では、それらの女子を上記の4群に分類し、<u>分類ごとにHPVワクチン接種と子宮頸がん検診受診に関する知識や行動、それらの影響要因を分析し</u>、実態を明らかにする。

下線を付けた部分だけを取り出し、そこをすこし書き直してみます。

分類ごとにHPVワクチン接種と子宮頸がん検診受診に関する知識や行動、それらの影響要因を分析する。

まず気になるのは「HPVワクチン接種と子宮頸がん検診受診に関する知識や行動」の部分です。助詞「と」が使われており、これは「並立」の格助詞でしたね。では「並立」で並べられているものは「HPVワクチン接種」と「子宮頸がん検診受診」なのでしょうか？　それとも「HPVワクチン接種」と「子宮頸がん検診受診に関する知識や行動」を並べているのでしょうか？

のり子さん　どちらでもよいと思います。

倉茂先生　論理的な文を書く以上、2つの意味にとれる文など存在してよいはずはありません。でもこの部分は、のり子さんがどちらでもよいと思ってしまうほど、どちらにでも受け止められる表現になっているのです。しかも「知識や行動」という表現が何の知識なのか、何に対する行動なのか不明確です。これらをはっきりさせるのには、たとえば次のような書き換えが必要でしょう。

分類ごとに<u>HPVワクチン接種の有無</u>、<u>子宮頸がん検診受診の有無</u>および<u>子宮頸がん予防法に関する知識の有無</u>を調べる。

この書き換えでは、3つの内容を「並立」に並べていますが、すべて「〜の有無」の形にしてあるので、どれとどれが並立かが明確になっています。しかも修飾関係もすっきりしています。

のり子さん　なるほど！　そして、私が調べようとしていることが的確に表現されていますね。

倉茂先生　でも、これで本当に十分な情報なのか、そこを点検し、さらに改善するのは、のり子さん自身にしかできないことなのですよ。しっかり考えてくださいね。しかも、この第3の文の最後の部分には、もっと重大な問題が隠されている

ようですから。

 のり子さん　いま、すごく不安になってきました。

 倉茂先生　最後の部分だけを文の形にして書き出してみますね。

> それらの影響要因を分析する。

　この文は単文で、修飾関係もはっきりとしています。でも「それらの」という指示語が何を指しているのか、読み取ることができません。しかも「影響要因」という語を用いていますが、何が何に対して影響を及ぼしているのかを読み取ることができません。「HPVワクチン接種の有無」に影響した要因ですか？　「子宮頸がん予防法に関する知識の有無」を引き起こした要因ですか？　実にいろいろ考えられます。つまり、完全に情報不足の状態になっているのです。何を分析するのかはのり子さんにしかわからないことなのですから、しっかりと情報を補って書き換えてください。

 のり子さん　私は、まだこんなミスをやらかしているのですね。もっと修行します。

 倉茂先生　いまのエラーは、第1の文のところにあったものとまったく同じ形のものですから罪深いですね。もしかすると、のり子さん流のくせになっているのかもしれませんから、相当に注意しなくてはいけません。ところで、第4の文にも不適当な修飾語が使われていますよ。書き出してみましょう。

> また、子宮頸がん検診受診行動を促進するための今後の対策について検討する。

　「受診行動を促進する」とはいったいどういうことですか？「検診の受診率を向上させる」という表現なら意味がすっきりとします。あるいは「検診受診率を向上させるための宣伝活動を促進する」でも意味は明瞭になります。でも、「受診行動」そのものは「促進」できるものではありませんよね。ここは、大幅な改変が必要です。

 のり子さん　修飾していることばの意味をしっかり考えることが不足しているのですね。もっと勉強します。

》「方法」の文章も点検してみましょう

倉茂先生 では、「目的」のところで行ったのと同様のチェックを「方法」の文章でも行ってみましょう。ただし、「分析方法」の部分は、今後の研究の進展具合によって書き換えが必要になりますから、今回の検討からは省きましょう。

Ⅳ. 方法

A. 研究デザイン

　アンケート調査による横断調査研究である。

B. 研究対象

　対象は2017年度に〇〇大学看護学科に在籍する1～4年生の女子、約270名である。

C. データ収集方法

　研究対象者の授業終了後に無記名自記式の質問紙を配布し、その際に文書および口頭で、研究の目的や方法、倫理的配慮についての説明を行った。その後、〇〇大学の看護学部棟内に回収箱を設置し、留置き式にて回収をした。

　また、先行研究を参考にし、ヘルスビリーフモデルを基盤として質問紙を作成した。質問紙の内容は属性（年齢、学年）、HPVワクチンに関する行動とその動機8項目、子宮頸がん検診に関する行動とその動機6項目、子宮頸がんとHPVワクチンに関する当時の知識5項目、子宮頸がん検診に関する現在の知識3項目とした。

まず段落構成のチェックを行いましょう

倉茂先生 ねえ、のり子さん。この「C. データ収集方法」は、いったいどれくらいの時間をかけて書いたのですか？　あまりにも多くの問題点があります。しっかり考えながら書いたのならば、あるいは書いたあとでしっかりと見直したのならば、こんな出来にはならないはずですよ。

のり子さん たしかに、急いで書いてしまった部分です。でも、そんなにヒドイですか？

倉茂先生 「1つの段落に1つのトピック」という大原則には気を配ってありますね。でも、主語と述語の関係や修飾関係、さらには段落相互の関係という点では、見直さなくてはいけない点がいくつも見られます。

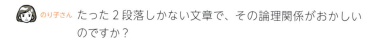

のり子さん　たった2段落しかない文章で、その論理関係がおかしいのですか？

倉茂先生　第2段落冒頭の「接続のことば」は「また」ですよね。「また」は、何を意味する接続語ですか？

のり子さん　たしか「並立」だったと思います。

倉茂先生　そうですね。そして「並立」とは、「内容的に重みが同等である2つの事柄を並べる」というものですね。ところがこの文章の場合、第1段落は「アンケート実施方法」、第2段落は「アンケート内容」です。これら2つの内容は、「並立」で並べられるものですか？　そもそも、まずアンケートの質問事項の検討を行い、そののちにアンケートを実施したのではないのですか？

のり子さん　言われてみれば、そのとおりです。まず「アンケートの内容」について述べ、「そのアンケート用紙を用いて、どのようにアンケート調査を行ったか」を次に述べればよい、ということになるのですね。

倉茂先生　そのほうが論理的に流れると思います。書き直すときに、しっかり検討してみてください。

主語と述語の関係の点検をしましょう

倉茂先生　第2段落の2番目の文を見てください。この文の主語と述語を指摘してください。

> 質問紙の**内容**は属性（年齢、学年）、HPVワクチンに関する行動とその動機8項目、子宮頸がん検診に関する行動とその動機6項目、子宮頸がんとHPVワクチンに関する当時の知識5項目、子宮頸がん検診に関する現在の知識3項目と**した**。

のり子さん　主語は「内容は」、述語は「した」です。あれ？　本当におかしいですね。「内容はした」なんて、意味が通りませんね。

倉茂先生　以前にも説明したとおり、文を書いたら、それを文節に区切り、主語と述語の関係や修飾関係をすべてチェックしなくてはなりません。そのチェックを行っていれば、このエラーにはすぐに気づけたはずです。

のり子さん　では、たとえば冒頭部を「このアンケートは以下の○項目で構成されている」のような単文にしてしまい、そのあとも短めの文をつないでいけばよいのですね。

倉茂先生　ぜひそのように改良してみてください。

修飾関係は大丈夫ですか?

倉茂先生　文節に区切ってチェックすることを怠ったために、接続関係の不明瞭な修飾語や不適切な修飾関係も散見されます。第1段落の冒頭部分を抜き書きしてみます。わかりやすくするために文の形に改変しておきます。

研究対象者の授業終了後に無記名自記式の質問紙を配布した。

この「研究対象者の授業終了後」とはいったい何ですか? 「研究対象者」が行っている「授業」だと言いたいのですか? 対象者は「学生」ですから、学生が授業を行っているはずはありませんよね。でも、そういう意味に読み取ることも可能です。このような誤解が生じないように、のり子さんの力で書き直してみてください。

のり子さん　次のように変えてみました。いかがでしょうか?

研究対象者が受講している授業の終了後に、無記名自記式の質問紙を配布した。

倉茂先生　対象者は、看護学科の1年生から4年生までの女子でしたよね。1年生から4年生までの全員が受講している授業があるのですか?

のり子さん　まさか、そんなことありません。各学年別々の授業の終了後に行います。

倉茂先生　そのことが、上の文からは読み取れますか?

のり子さん　あっ、そうか。次のように直せばよいのですね。ほかにも追加したほうがよさそうなので、思い切って直してしまいます。

各学年の必修の授業が終了した直後に、無記名自記式の質問紙を対象者に配布した。

倉茂先生　質問紙の配布はどこで行ったのですか? 教室の出口で、ですか? それとも、授業終了直後に時間を取り、教室内で配布したのですか? そんなことも、あなたには自明かもしれませんが、読者にはわからないことです。初めて読んだ読者が十分に理解できるようにしないといけませんからね。

のり子さん　いろいろと出てきてしまいますね。

 倉茂先生　次の表現にも問題を感じます。自分なりに工夫して、書き直してきてくださいね。

- 留置き式にて回収をした。
  ┗ 何を回収したのですか？

- ヘルスビリーフモデルを基盤として質問紙を作成した。
  ┗ 意味が不明瞭です。「モデルを基盤とする」とはどういうことですか？　「基盤として作成する」とはどういうことですか？

- 行動とその動機
  ┗ 「動機」とは「行動を引き起こす内的要因」という意味ですよね。さまざまな「行動」があり、「なぜそういう行動をしたか」の「動機」を1つひとつ質問するのですか？　もっとも、この表現が看護の世界では許容されているのなら、ここはこのままでよいでしょう。

「目的」の文章であれ、「方法」の文章であれ、チェックしていく方法は同じです。相当に注意深く推敲しない限り、「わかりやすい文章」「科学的な文章」は完成しないのです。このことを肝に銘じて修正してください。

その後、のり子さんから「C. データ収集方法」の部分を次のように修正したと連絡がありました。初めて読む読者でも十分に理解できるように注意を払って書かれていることを読み取ってください。

修正前の文章

C. データ収集方法

　研究対象者の授業終了後に無記名自記式の質問紙を配布し、その際に文書および口頭で、研究の目的や方法、倫理的配慮についての説明を行った。その後、○○大学の看護学部棟内に回収箱を設置し、留置き式にて回収をした。
　また、先行研究を参考にし、ヘルスビリーフモデルを基盤として質問紙を作成した。==質問紙の内容は==属性（年齢、学年）、HPVワクチンに関する行動とその動機8項目、子宮頸がん検診に関する行動とその動機6項目、子宮頸がんとHPVワクチンに関する当時の知識5項目、子宮頸がん検診に関する現在の知識3項目==とした==。

> 修正した文章

C. データ収集方法

　先行研究を参考にして無記名自記式の質問紙を作成した。各学年の授業終了直後、該当する学生に研究協力を依頼し、無記名自記式の質問紙を配布した。その際に、研究の目的や方法、倫理的配慮についての説明を文書および口頭で行った。その後、その教室内に回収箱を設置し、留置き式にて質問紙を回収した。

> 初めて読む読者にも伝わるよう、データ収集方法の説明をくわしくしました。

　この質問紙は以下の5項目で構成されている。属性（年齢、学年）、HPVワクチンに関する行動とそのきっかけや理由、子宮頸がん検診に関する行動とそのきっかけや理由、中学生・高校生時点でのHPVとHPVワクチンの知識、調査時点での子宮頸がん検診の知識である。

> 主語と述語の関係が正しくなるように注意しました。

　調査期間は2017年8月から2017年9月である。

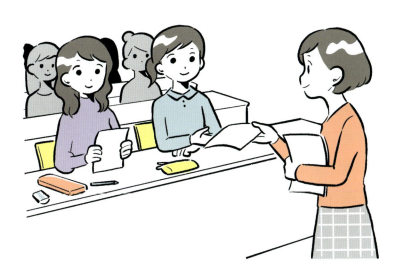

第8講

「結果」の記述方法を学びましょう

3か月後のある日の夕刻、ひさしぶりに第6回の勉強会を行いました。のり子さんのアンケート調査も無事終わり、そのデータ解析も終了したとのことでした。そこで、その一部をまとめ、「結果」の文章として書いてきてもらいました。すると、案の定、看護学生のみならず論文を初めて書く学生が引き起こす間違いを犯していました。
そこで今回は、「結果」を書くときの大原則を確認し、それにもとづいて改稿する作業を進めることとします。

≫「結果」の記述内容にある問題点に気づきますか？

のり子さんの作成した「結果」の冒頭部分を、データをまとめた「表」とともに示します。

V. 研究結果
A. 対象の属性
　学生191人に質問紙を配布し、179人から回答が得られた（回収率93.7％）。回答が不十分だったものを除外し、166人を分析対象とした（有効回答率86.9％）。
　対象の属性を表1に示す。分析対象の年齢内訳は18歳37人（22.3％）、19歳44人（26.5％）、20歳33人（19.9％）、21歳32人（19.3％）、22歳11人（6.6％）、23歳3人（1.8％）であり、無回答者は6人（3.6％）だった。

表1. 対象の属性　　　　n=166

年齢（歳）	n	％
18	37	22.3
19	44	26.5
20	33	19.9
21	32	19.3
22	11	6.6
23	3	1.8
無回答	6	3.6

》「結果の記述の基本原則」を学びましょう

倉茂先生 この部分の第2段落には、初心者が陥りやすい「結果の記述方法の問題」がはっきりと表れています。

のり子さん え？ そうなのですか？ 間違った記述はないと思うのですが。

倉茂先生 もちろん「18歳37人」のような、助詞が抜けているエラーもあります。でもそれ以前の問題があるのです。**「結果」の記述を行うとき、初心者が引き起こす典型的なエラーには2種類あります。1つ目は「表や図を示しているのに、その表や図の内容について言及しない」というエラーです。2つ目は「表や図に示された数値などを、そのまま文章化する」というエラーです。**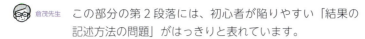

私の専門分野では、結果の記載では、表や図から読み取れる特徴を、数値を交えて記載するということがスタンダードになっています。そして、表や図の数値をそのまま繰り返して記述することはしません。

ところが、この段落の場合、表に示された情報と、文章で示された情報がまったく同じです。一方、表から読み取れる特徴は文章化されていません。たか子先生、看護の分野では、このあたりの原則はどうなっているのでしょうか？

たか子先生 表や図に示された数値などをそのまま文章化することは百歩譲ってやっと容認されるレベルです。ただし、それしか書かないということはありません。そこから読み取れる特徴などを、何らかの形で記述します。

のり子さん でも、この「表」は「対象者の年齢構成」を示したものです。この「表」に示される特徴なんて、本当にあるのですか？

倉茂先生 一見しただけでも、ある特徴に気づきます。対象者の大多数は18歳から21歳ですね。そして、回答者の中では19歳の方の比率が他よりやや高いですね。ですから、次の程度の記述をすることは可能だと思います。

◇「結果」の記述で初心者が引き起こす典型的なエラー
① 表や図を示しているのに、その表や図の内容について言及しない。
② 表や図に示された数値などを、そのまま文章化する。

回答者のうち、18歳から21歳の者が全体の約88%を占めた。また、19歳の回答者数（44名）が、他の年齢の回答者数（37名以下）より多かった。

のり子さん 言われてみればそのとおりですね。

》「結果の記述の基本原則」に則ってチェックしましょう

倉茂先生 では、次に示す2つの「表」に対する記述も点検してみましょう。

B. HPVワクチンに関する行動とその動機
1. HPVワクチンの接種

　HPVワクチンの接種の有無を表2に示す。HPVワクチンを接種した者は140人(84.3%)、未接種者は25人(15.1%)であり、わからないと答えた者が1人(0.6%)だった。

　また、年齢別のHPVワクチン接種率を表3に示す。18歳の者で接種したと答えた者は37人中34人(91.9%)、19歳では44人中36人(81.8%)、20歳では33人中28人(84.8%)、21歳では32人中25人(78.1%)、22歳では11人中10人(90.9%)、23歳では3人中2人(66.7%)だった。年齢無回答者の6人中5人(83.3%)は接種したと答えた。

表2. HPVワクチン接種の有無　　n=166

	n	%
接種した	140	84.3
未接種	25	15.1
わからない	1	0.6

表3. 年齢別HPVワクチン接種率　　n=166

年齢		n	%
18	接種した	34	91.9
	未接種	3	8.1
19	接種した	36	81.8
	未接種	7	15.9
	わからない	1	2.3
20	接種した	28	84.8
	未接種	5	15.2
21	接種した	25	78.1
	未接種	7	21.9
22	接種した	10	90.9
	未接種	1	9.1
23	接種した	2	66.7
	未接種	1	33.3
無回答	接種した	5	83.3
	未接種	1	16.7

「結果」に「書くべきこと」と「書いてはいけないこと」を見分けましょう

倉茂先生 まず、1つ目の「表」に関する第1段落の記述から点検してみましょう。のり子さんの書いた文章は、表に示された数字を、そのまま文章と数字で示した状態です。私の専門分野では、このような場合には表を省略し、文章のみで説明することもありますが、看護の分野では許容されるようですから、ここはこれで「よし」としましょう。

むしろ、書いてはいけないことが混ざっていないことが素晴らしいですね。初心者の「結果」の文章には、次のような書いてはいけないことが混ざっている場合が多いのです。

> HPVワクチンの接種の有無を表2に示す。HPVワクチンを接種した者は140人（84.3％）、未接種者は25人（15.1％）であり、わからないと答えた者が1人（0.6％）だった。この接種者の比率は、2012年の大阪府S市における中学1年生の接種率が64.5％であった（上田、2015）ことに比べて19.8％高い。

上の文章には、「結果」の記述としては不適切な部分があります。どの部分かわかりますか？

のり子さん 私が書いた文章に比べ、比較するものが書かれていて、かえって改善されている気がするのですが。

倉茂先生 いやいや、**ここは「結果」の文章です。自分の研究で得た結果についてのみ記述すべきです。ほかの研究者の研究結果との比較などは、「考察」で行うべきであり、ここでは書いてはいけません。**

のり子さん つまり、「この接種者の比率は、2012年の大阪府S市における中学1年生の接種率が64.5％であった（上田、2015）ことに比べて19.8％高い」の文全体が、「結果」で書くべきではない内容だということなのですか？

倉茂先生 そのとおりです。ただし、ここが「結果」ではなく、「結果と考察」であるなら、ほかの研究結果のとの比較を記載することは許されます。その場合でも、「結果を書く段落」と「考察を書く段落」とはしっかりと分けなくてはいけません。この文章のように、同一の段落に結果と考察の両者を記載することは避けなくてはいけません。

◇「結果」の記述ての注意
- 自分の研究で得た結果についてのみ記述する。
- ほかの研究者の研究結果との比較などは書いてはいけない。

表から読み取れる特徴の見つけ方を学びましょう

倉茂先生　次に、2つ目の「表」に関する記述について考えてみましょう。のり子さんが書いてきた文章では、完全に2つ目の表に書かれている数字をそのまま文章化しているだけですね。ここにこの表から読み取れる特徴の記述を加えなくてはいけません。

のり子さん　接種率と年齢の関係ですよね。別に年齢が上がるほど接種率が高くなるようには見えませんし、その逆に、年齢が上がるほど接種率が低くなるようにも見えません。

倉茂先生　「A. 対象の属性」の表で記述を直した部分にヒントがあります。回答者の88％を占めたのは、何歳から何歳までの対象者でしたか？

のり子さん　18歳から21歳でした。

倉茂先生　それでは、18歳から21歳のデータに着目して、その特徴を探してみてください。

のり子さん　えーっと、接種率に着目すると、18歳では90％を超えていて、19歳と20歳では80％代前半、21歳では80％未満です。あら、これが特徴なのですか？

倉茂先生　**特徴を読み取るには、大多数の部分でどのような傾向が見えるかにまず注目します。そして、それ以外の部分で特殊なものが見られた場合にも、それを特徴としてあげておくとよいでしょう。**

ただ、この表では22歳と23歳ではサンプル数が少ないですから、「22歳の接種率が90.9％」というのを特徴としてよいかどうかは慎重に考えないといけません。でも、18歳から21歳までのデータには、のり子さんが気づいたような特徴があるのですから、次のような記述をつけ加える必要があるでしょう。

◆**表から読み取れる特徴の見つけ方**
・大多数の部分でどんな傾向が見えるかに注目する。
・それ以外の部分で見られた特殊なものも特徴になる。

> 回答数の大きかった18歳から21歳のデータを見ると、18歳での接種率は90％を超えている一方、21歳では80％未満だった。19歳と20歳では80％台前半だった。

「グラフから読み取れる特徴」の見つけ方を学びましょう

倉茂先生 のり子さんの「結果」は、すべて表で表現されており、グラフは1つもありません。そこで、ここではグラフの場合の記述についても説明しておきたいと思います。次の図を例に説明してみますね。

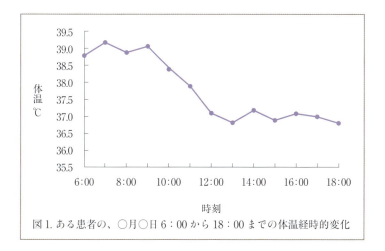

図1. ある患者の、○月○日6：00から18：00までの体温経時的変化

倉茂先生 避けたいのは、「6：00には38.8℃、7：00には39.2℃、8：00には38.9℃……」というように、グラフ上の数字を並べたてることです。また、初心者にありがちなのは、「結果を図1に示す」と記すだけで、その特徴をまったく述べないことです。こうした記述にならないように注意しましょう。

のり子さん では、全体の傾向を言えばいいのですね。「患者の体温は、朝から夕方にかけ、低下する傾向にあった」のようにすればよいでしょうか。

倉茂先生 本当に「ずっと低下傾向」と言い切れますか？

のり子さん そう言われるとそうですね。9：00までは39℃くらいですし、12：00以降は37℃くらいですから。明らかに体温が低下したのは、9：00から13：00にかけてですものね。あっ、そうか。「6：00から9：00までは高熱だったが、その後13：00にかけて体温は低下し、それ以降は微熱だった」このようにすればよいのですね。

倉茂先生 だいぶよくなりましたけれども、まだまだ足りません。それに「高熱」や「微熱」という語には「体温が何℃から何℃の間の状態」という定義があるのですか？　もししっかりした定義があって、さきほどの記述がその定義にあっているのなら問題はないのですが。

101

のり子さん　ちょっとインターネットで調べてみますね。あらっ、いくつかの定義があります。「37.0℃以上38.0℃未満を微熱、38.0℃以上を高熱」としているものもありますし、「37.0から37.9℃までを微熱、38.0から38.9℃までを中等度熱、39.0℃以上を高熱」としているサイトもあります。

倉茂先生　それだと、さきほどの記述はどちらの定義にも当てはまらないことになってしまいますね。

のり子さん　うーん、そうですね。いったい、どうすればよいのですか？

倉茂先生　大原則は、数値を交えながら傾向について記述することです。数値を交えることがとても大切です。図1について説明するなら、たとえば以下のような記述になるでしょう。

この患者の体温は、6：00から9：00までは38.8℃から39.2℃の間で推移した。その後、13：00までは体温が低下し、13：00には36.8℃になった。14：00から18：00までは、36.7℃から37.2℃の間で変動した。

このような書き方にすれば、何かの定義に縛られることもありませんし、傾向をしっかりと示すこともできます。

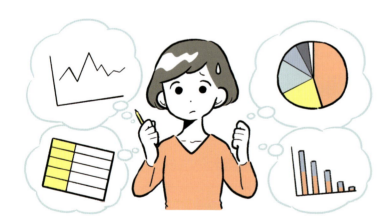

Column 統計検定結果における有意差の示し方

のり子さんの研究では、アンケート結果に対して統計学的な検定も行っていました。その一例の「表」を挙げます。

表20. HPVワクチン接種の判断とHPVワクチン接種の有無および子宮頸がん検診受診の有無の関係

		HPVワクチン接種の判断				P
		自発的に判断した		受動的に判断した		
予防行動		n	%	n	%	
HPVワクチン接種の有無	接種した	54	34.6	85	54.5	0.003
	未接種	13	8.3	4	2.6	
子宮頸がん検診受診の有無	受診した	4	2.6	2	1.3	0.403
	未受診	63	40.4	87	55.8	

この表には、検定結果の示し方として2つの問題があります。それぞれについて解説します。

● 確率を示す文字には、小文字で斜字体の「p」を使用する

物理的に意味のある量を示す文字は、斜字体にするのが原則です。多くは小文字で表現されますが、大文字が用いられる場合もあります。たとえば、時間を表すときは「t」、温度を表すときは「T」を用います。前者は「time」、後者は「temperature」で、両者ともにtで始まります。こういうときは、小文字と大文字で区別します。ただし、斜字体にすることは守ります。今回の「p」は「確率(probability)」の意味ですから、一般的には小文字で斜字体の p で表現します。用いる文字にも注意を払うようにしましょう。

● 正確な確率よりも、有意水準以下かどうかを示す

のり子さんは今回、Fisherの正確確率検定法を用いたため、p の正確な数字が計算されています。しかし、多くの検定法では、このような正確な確率を求めることができません。また、検定法の考え方からしても、確率がある有意水準以下かどうかが重要視されます。一般的には「確率が0.05未満」のときに「有意差がある」という言い方をします。

有意差を示すとき、多くの場合「$p < 0.05$」「$p < 0.01$」「$p < 0.001$」のいずれかで示されることが多いでしょう。ですから、論文によっては、「$p < 0.05$」を「*」、「$p < 0.01$」を「**」、「$p < 0.001$」を「***」のように記号で示していることもあります。そして、「確率が0.05以上」のときには「統計検定で有意差が見られなかった」という意味になりますから、「ns (not significantの略)」のように示される場合もあります。

第9講

「考察」の記述方法を学びましょう

1か月後の夕刻、ひさしぶりに勉強会を行いました。のり子さんは、前回の指導を受けた後、「結果」の部分を全面的に書き直し、そのうえで「考察」も書いてきました。すると、一般的な理系学生が陥るエラーのほかに、看護学生が陥りやすいエラーもあることがわかってきました。
今回は、看護学生が陥りやすいエラーについても勉強しましょう。その典型的な事例を次に示します。

» 次の文章の問題点に気づきますか？

子宮頸がん検診に対する知識

調査時点で子宮頸がん検診に関する知識を尋ねた項目では「HPVワクチン接種後も検診受診が必要である」について、知らないと答えた者は7割以上いた（表23）。子宮頸がん検診の存在を知っていたとしても、検診受診の必要性を認識するための知識をもっているものは少ないことがわかった。子宮頸がん検診の受診率を向上させ、子宮頸がんを徹底的に予防するためには、検診の必要性を周知することが必要である。

表23. 調査時点での子宮頸がん検診の知識　　n=164

項目	知識	n	%
検診ではがんになる前の段階で診断することができる	知っている	51	31.1
	知らない	113	68.9
HPVワクチン接種後も検診受診が必要である	知っている	47	28.7
	知らない	117	71.3
2年に1回の間隔で子宮頸がん検診が行われている	知っている	35	21.3
	知らない	129	78.7

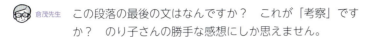

》看護分野特有のエラーなのでしょうか？
─「思い込み」は危険です─

倉茂先生 この段落の最後の文はなんですか？ これが「考察」ですか？ のり子さんの勝手な感想にしか思えません。

のり子さん どうしてですか？「子宮頸がん検診受診が必要だ」ということを知っている人が少ないのだから、「検診の必要性を周知することが必要だ」と考察するのはあたりまえだと思います。

倉茂先生 ちょっと待ってください。科学的論文での「考察」とは、「結果」で示された事実から、論理的に導き出されるものでなくてはいけません。その論理を示さずに、何らかの結論めいた内容を記述することはできません。

のり子さん でも、「表」の中段に示したとおり、「HPVワクチン接種後も検診受診が必要である」ことを「知らない」と答えた人が71％もいるのです。この事実から「ワクチン接種後も検診受診が必要であることを周知することが必要だ」と論理を展開するのは当然だと思います。

倉茂先生 大事なことを忘れていませんか？ この調査対象者は、看護学科の1年から4年に在籍する女子学生ですよね。ということは、HPVワクチンや子宮頸がん検診について、何かの講義で学んでいるはずです。たか子先生、たしか大学2年生くらいで学ぶ内容ですよね。

たか子先生 そうです。疾病に関する科目や、母性看護に関する科目で学ぶ内容です。おそらく、大学2年の前期くらいまでには学んでいるはずです。

倉茂先生 つまり、この学生たちは「大学の講義で、これらの知識について学んだはずなのに、このアンケートでは『知らない』と答えている」ということになりますよね。夏の時点で行った調査結果なのですから、大学1年生ならばまだ学んでいない人が多数でしょう。でも、大学2年生以上ならば、何かの授業で学んでいたはずです。このデータは、大学1年生から4年生までを対象にした調査結果なのですから、この表の結果のみから「教わっていない」「周知されていない」とは言い切れないですよね。もしかして、学年によって「知らない」の比率が大きく異なっているのですか？

のり子さん いえ、そういう分析はしていません。

倉茂先生 もしそういう分析をしてみて、「1年生では『知らない』人が多いが、2年生以上では『知らない』人の比率が大きく下がる」というのだったら、「看護学科での教育の効果で、知識が定着している」との考察もできるでしょう。も

し「2年生以上でも『知らない』人の比率が高い」というのだったら、講義などで教わっていても、その知識が定着していないという考察につながるでしょう。つまり、こういう論理展開をすることが「考察」なのです。**論理を示さずに、思い込んでいることを書くことは大変に危険なことです。**

◇「考察」に自分の思い込みを書かないように注意する。

たか子先生　看護領域では、「考察」に自分の思い入れを書いてしまうことが意外と多いのです。教員自らも注意しなくてはいけないことです。

それにしても「教わっていても、その知識が定着していない」という考察が成り立つとしたら、それはそれで問題ですね。

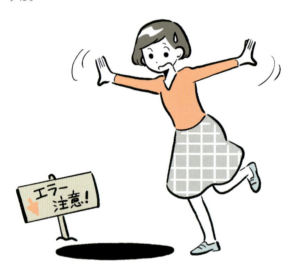

≫ 結果にもとづいた考察を書きましょう

倉茂先生　ところで、この段落は表で示した結果に対する考察を行うところですよね。でも、この段落では、表の中段の結果に対してのみ記述しており、上段と下段の結果については記述していません。前後の段落を見ても、記載がありません。どういうわけですか？

のり子さん　中段の結果が一番大切だと思ったから、その部分についてのみ書きました。

倉茂先生　でも、この段落とその前後の段落を見ても、「表の中段の結果は、上段や下段の結果より重要である」とする記述はありません。そもそも、結果の一部のみがほかよりも「大切」「重要」であるとするのなら、それが「大切」「重要」である論理を示さなくてはいけません。それを抜かしてしまうのは、とんでもない間違いです。

のり子さん　そこまで気にしなくてはいけないのですね……。

倉茂先生　それに、この表の各設問は、すべて「子宮頸がん検診に関する知識の有無」に関連していて、どの設問に対しても「知らない」が 68％から 79％の範囲にありますよね。「HPV ワクチン接種後も検診受診が必要である」に対してのみ「知らない」の率が高いわけではないですよね。それならば、「いずれの設問に対しても、『知らない』の比率は 68％から 79％の範囲にあった」と記述し、そのうえで「なぜ対象学生が、いずれの設問に対しても知識をもっていない比率が高いのか」を考察すべきです。

のり子さん　そうなのですね。

倉茂先生　いずれにせよ、「結果」で出したものをすべて利用して考察を進めていかなくてはいけません。その際には、「結果」で記述したことを単に繰り返すのではなく、結果を端的にまとめる書き方をしたうえで、「考察」につなげる必要があります。「考察」のほかの段落をみても、同様の問題をもっているようですから、「考察」の部分を全面的に書き換える必要がありますね。

◇「考察」の書き方
- 「結果」で出したものをすべて利用する。
- 「結果」を端的にまとめたうえで、「考察」につなげる。

のり子さん　卒業論文提出まで、あと 10 日しかないのです。

倉茂先生　でも、あと 10 日あるのでしょ？　だったら、できる限り書き換えるべきですね。

》意味のある論理展開をしましょう

6 日後の朝、のり子さんからのメールが届きました。「必死に書き直したので、もう一度、卒業論文の原稿を見てほしい」との依頼でした。ちなみに、卒業論文の提出締め切りまであと 4 日だそうです。急いで点検しないと、修正が間に合わなくなります。そこで急遽、この日の夕方に勉強会を開くことにしました。さすがに「自分の思い込みを考察に書く」というタイプのエラーはなくなっていましたが、考察するうえでの論理展開の不足はまだまだ目立っていました。そこでこの日は、その種の問題点を可能な限り指摘し、締め切りまでに書き直してもらうことにしました。

倉茂先生　考察の論理に関する典型的なエラーがあるので、そこを取り上げてみましょう。第 8 講の「結果」の記述のところで取り上げた、2 つの「表」に関する「考察」の部分を抜き書きしてみます。

「HPVワクチンの接種について」という文章の第1段落

　調査対象者全体でのワクチン接種率は87.8%であり（表2）、特に18歳の者の接種率は9割を超えていた（表3）。今回、調査の対象となった大学生は2010年11月に公費助成の対象となり、積極的接種の勧奨を受けた世代である。公費助成対象世代のHPVワクチン接種率は高い。

のり子さん：「背景」でも述べたように、調査対象の大学生は、HPVワクチンの公費助成対象となった世代です。それに、接種率が全体で88%程度もあり、非常に大きな比率です。この2つの事実から「公費助成対象世代のHPVワクチン接種率は高い」と論じるのは当然だと思います。

倉茂先生：本当にそうでしょうか？　論理的に2つの問題があるようです。「公費助成対象世代以外」の方のHPVワクチン接種率はどれくらいなのでしょうか？　その数値と比較しない限り、「公費助成対象世代のHPVワクチン接種率は高い」という答えは出てきません。もし「公費助成対象世代以外のワクチン接種率は95%程度」というデータでもあるのなら、「今回の調査対象者のワクチン接種率は、公費助成対象世代以外のワクチン接種率より低い」ことになってしまいますよ。

のり子さん：つまり、文献を調べ、そのデータと比較する論理を作らないといけないのですね。

倉茂先生：そのとおりです。自分の研究で得たデータに対し、何らかのエビデンス（根拠）を提示し、比較検討した結果を示さなくては「考察」になりません。では、この部分にあるもう1つの論理的問題が何かはわかりますか？

のり子さん：調査対象者は全員が「公費助成対象世代」ですし……。

倉茂先生：調査対象者は「日本全体の公費助成対象世代を代表している集団」といえるのでしょうか？　あくまで「公費助成対象世代の看護学科学生」なのではありませんか。

のり子さん：そんな細かいところまで注意しなくてはいけないのですか……。

倉茂先生：たしか「背景」の部分でも述べていたと思いますが、これまでに「公費助成対象世代に対する同種の調査」はなされていないのですよね。そこで、手始めとしてうちの大学の看護学科学生を対象に調査をしたのですよね。ですから、この研究の結果は、あくまで「公費助成対象世代の看護学科学生の一部」に対してのものです。何らかの理屈で「本

研究の調査対象学生は、日本全体の公費助成対象世代を代表する」ことを示さない限り、この研究結果を「日本全体の公費助成対象世代を代表する結果」として扱うことはできません。ほかの文献データとの比較をしたとしても、「公費助成対象世代の看護学科学生の接種率は、他の世代に比べて高いか低いか」の議論しかできません。

のり子さん 実は「公費助成の対象となる前の世代の看護学科女子学生のHPVワクチン接種率」のことは、その次の文章の第3段落で述べています。

倉茂先生 えー！ そんなに離れたところで論じても、読者は理解できませんよ。ただ、そこを見ると、この部分を修正するヒントが見つかるかもしれませんね。どこですか？

のり子さんが示した段落は、この記述の約1頁あとにありました。そこを抜き出してみます。

「子宮頸がん検診受診について」という文章の第3段落

また、2010年に実施した野口らの子宮頸がんの予防行動に関する調査報告によると、看護学部に在籍する女子大学生のHPVワクチン接種率は1.6％であり、子宮頸がん検診受診率は9.6％であった（野口・杉浦、2011）。また2011～2012年に実施した和泉らの調査報告では、看護学部に在籍する女子大学生のHPVワクチン接種率は3.3％であり、子宮頸がん検診受診率は13.9％であった（和泉・真鍋・吉岡、2013）。これらの調査では、HPVワクチン接種が公費助成の対象となる前の世代を対象としている。そのため、HPVワクチン接種率は低い。しかし、いずれの報告でも検診受診率は今回調査した公費助成対象世代の検診受診率と比較すると、2倍以上だった。

倉茂先生 この段落には、「段落とは何か」という視点から見たときに大問題があります。のり子さん、段落を作るうえでの大原則を覚えていますか？

◇段落を作るうえでの大原則
　（→ p.35）

のり子さん 「1つの段落には1つの話題」ということですか？

倉茂先生 そのとおりです。ところが、この段落には「公費助成対象より前の世代の看護学部女子学生のHPVワクチン接種率」という話題と、「公費助成対象より前の世代の看護学部女子学生の子宮頸がん検診受診率」という話題の両方に

ついて述べられています。完全に「段落を作る大原則」から逸脱しています。しかも、文章のタイトルが「子宮頸がん検診受診について」なのですから、ここでは「子宮頸がん検診受診」に関することしか述べてはいけません。

 あ、本当ですね。

 でも、この段落に書かれている「公費助成対象より前の世代の看護学部女子学生のHPVワクチン接種率」の部分を、先ほどの段落の後半につなげてみましょう。どういう論理ができるでしょうか？

　調査対象者全体でのワクチン接種率は87.8％であり（表2）、特に18歳の者の接種率は9割を超えていた（表3）。今回、調査の対象となった大学生は2010年11月に公費助成の対象となり、積極的接種の勧奨を受けた世代である。一方、2010年に実施した野口らの子宮頸がんの予防行動に関する調査報告によると、看護学部に在籍する女子大学生のHPVワクチン接種率は1.6％である（野口・杉浦、2011）。また2011～2012年に実施した和泉らの調査報告では、看護学部に在籍する女子大学生のHPVワクチン接種率は3.3％である（和泉・真鍋・吉岡、2013）。これらの調査では、HPVワクチン接種が公費助成の対象となる前の世代を対象としている。

 あらっ、今回の調査対象者のワクチン接種率が、公費助成対象となる前の世代のものよりもすごく高いことがわかりますね。

 そのとおりです。このような変更を行えば、先ほどの段落の最後に「以上のことより、公費助成対象世代の本学看護学科女子学生のHPVワクチン接種率は、公費助成対象となる前の世代の看護学部女子学生の接種率よりも非常に大きいことがわかる」程度のことを記述できますね。でも、あくまで「看護学部女子学生についての比較」であって、「日本全体の女子」あるいは「日本全体の女子学生」との比較はできませんから、この点は注意してください。

研究デザインへの反省点が見つかったとき

いかなる研究でも、研究開始以前に「こうなるだろう」と予想していたとおりに研究が進むことはまれです。事前の予想が裏切られ、想定していなかった結果が出てきて困惑し、それを乗り越えたときに新しい発見につながっていくものです。
また、研究結果を解析していく過程で、自分が事前に立てていた仮説そのものに問題があったことに気づくことがあります。のり子さんの「考察」にも、そういう点が見られました。その典型的な部分を紹介します。次に示す「表」の結果に対する考察の部分です。

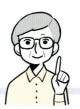

表 10. HPV ワクチンを接種した理由　　　　　　　　$n=139$

	n
子宮頸がんになりたくないと思った	83
有効性があると感じた	32
子宮頸がんが怖い	30
将来、子宮頸がんに罹患するかもしれない	25
費用が安かった	25
その他	21
無回答	2

（複数回答あり）

　ワクチンを接種した理由では、半数以上が「子宮頸がんになりたくないと思った」を選択していた。子宮頸がんの重大性を認識していることがうかがえる。一方で、「将来、子宮頸がんに罹患するかもしれない」ことを理由にワクチンを接種した者は 2 割程度であった。自分が子宮頸がんに罹患する可能性があることを実感しておらず、危機感を感じられていないことが示されている。海老原らによると、若年女性は子宮頸がんを自分に関係あるものとして捉えがたい（海老原・小牧・吉田、2012）。しかし、自分のこととして捉え、自ら予防行動がとれるようになる必要がある。また、若年女性が子宮頸がんを自分のこととして捉えられるように情報提供を行う必要があると考えられる。

 倉茂先生　この段落ですが、私にはどうしてこういう考察が可能なのかをまったく理解できません。

 のり子さん　ああ、これはアンケート調査を行う際の「アンケート項目の設定」に関わるのです。私は、この表の 4 番目にある「将来、子宮頸がんに罹患するかもしれない」という設問

で「自分が子宮頸がんに罹患する可能性がある」ということを知っているかどうかを判定できると考えていました。もともと、そのように判断することにしていたので、この段落に書いた論理を作りました。

倉茂先生　私は医療関係の専門家ではありませんが、素人の目から見ると、1番目の「子宮頸がんになりたくないと思った」と4番目の「将来、子宮頸がんに罹患するかもしれない」とは、ほとんど同じ意味のことを問うているとしか思えないのです。

のり子さん　実は、この種のアンケート調査を行う際、その設問項目を設定するために、医療や看護の世界でよく使われるモデルがあるのです。そのモデルに従って設問を設定すると、「将来、子宮頸がんに罹患するかもしれない」という設問は「自分が子宮頸がんに罹患する可能性がある」ということを知っているかどうかを判定するものになるのです。

倉茂先生　素人の目から見ると、「子宮頸がんになりたくないと思った」ということは、その心の中では「将来、子宮頸がんになるかもしれない。そうはなりたくない」と思っていると感じてしまいます。「将来、子宮頸がんに罹患するかもしれない」という内容も、素直に考えると「将来、子宮頸がんに罹患するかもしれない。そうはなりたくない」という意味に思えます。このように考えると、「子宮頸がんになりたくないと思った」と「将来、子宮頸がんに罹患するかもしれない」の両者は、ほとんど同じ意味を問うていると感じてしまいます。たか子先生、看護学を学んでいる学生にとっては、この2つの設問の意味に明確な違いがあると感じられるものなのですか？

たか子先生　うーん、たしかに設問自体に無理がありますねえ。看護学科の学生でも、この2つの設問の意味はほとんど同じと思うでしょうねえ。

のり子さん　ということは、私が解析しようとしていたことそのものが無駄だ、ということになってしまうのですか？

倉茂先生　たしかに「『将来、子宮頸がんに罹患するかもしれない』ことを理由にワクチンを接種した者は2割程度であった。自分が子宮頸がんに罹患する可能性があることを実感しておらず、危機感をもっていないことが示されている」という考察は成立しませんね。でも、別の見方をすれば、この表のデータは十分に考察に使用できると思います。

のり子さん　本当ですか？

倉茂先生　素直に考えると、「将来、子宮頸がんになるかもしれない」「子宮頸がんになるのは怖い」「将来、子宮頸がんになりたくない」の3つとも、回答者が「自分が子宮頸がんにな

るのはいやだ」と考えていることを表現しているものですよね。さらに「有効性があると感じた」という設問は、「子宮頸がんになるのを予防するためには、HPVワクチン接種が有効だ」と回答者が考えていることを示しています。つまり、この表の1番目から4番目の設問のすべてが、「回答者が子宮頸がんに罹患するリスクがあることを認識しているかどうか」を、さまざまな問い方で尋ねていることになりませんか？

のり子さん　たしかに、そう考えることができますね。

倉茂先生　この項目は「複数回答方式」で調査されていますから、この上段4つの設問の回答数合計は170で、回答者数の139を大きく上回っています。おそらく、大多数の回答者が、これら4設問のどこかに○をつけているのだと思います。その数を調べてみてください。そして、その数が非常に大きければ、次のような考察が成立するはずです。

　表10の設問のうち、上位の4設問、すなわち「子宮頸がんになりたくないと思った」「有効性があると感じた」「子宮頸がんが怖い」「将来、子宮頸がんに罹患するかもしれない」の4つは、いずれも「回答者本人に子宮頸がん罹患のリスクがある」ことを認識しているか否かを尋ねたものである。これら4設問に○をつけた回答総数は170であり、回答者数139を大きく上回る。そこで、この4設問のいずれかに○をつけた回答者数を洗い出したところ、●名であり、回答者総数の8割以上であった。一方、先行研究では、若年女性は子宮頸がんを自分に関係あるものとして捉えがたいとされている（海老原・小牧・吉田、2012）。本研究結果は、公費助成対象世代でHPVワクチン接種を受けた看護学科女子学生の大多数は、子宮頸がんを自分に関係あるものとして捉えていることを明らかにした。すなわち、HPVワクチン接種を受け、かつ看護学の課程を学んでいる女子の多数は、子宮頸がんを自分の問題として捉えていると判断できる。

のり子さん　わかりました。集計し直してみます。でも、あと4日で提出しなくてはいけないのです。すごく厳しい時間との戦いになりそうです。

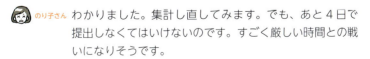
倉茂先生　「考察」の段階では、その研究で得た結果を客観的に見直し、そこから論じることのできることのみを述べていきます。**場合によっては、研究開始時に設定した作業仮説そのものが間違っていることに気づくこともあります。**でも、

それも大切な進歩なのです。作業仮説の誤りを認め、結果から述べられることを述べ、場合によっては「今後、こういう研究をしないと本質の究明はできない」という論を展開することもあるのです。

◇作業仮説が誤っていた場合、それを認めて論を展開する。

時間的に厳しい状態なので、卒業論文提出までに、この種の問題点をクリアすることは無理かもしれません。でも、きっとのり子さんの研究内容は、将来、どこかの学術雑誌に投稿されるべきものだと思います。そのときには、たか子先生と相談して、この種の問題点をクリアしておいてくださいね。

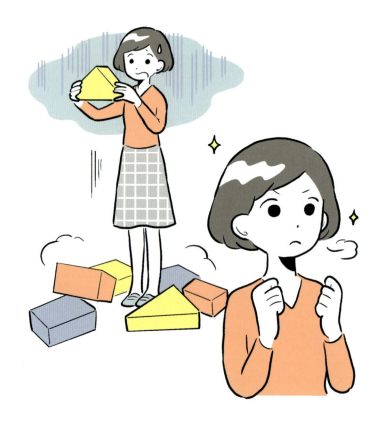

あとがき

　本書を一読したみなさんは、どのような感想をもたれたでしょうか？「なるほどなあ」と感心した方も多いと思いますが、一方で「こんなことを考えなくてはいけないのか」と困惑している方も多いのではないでしょうか。

　読者のみなさんの中で、実際に自分の文章を横に置き、本書の内容に沿って点検してみた方もいると思います。実際に直せたでしょうか？「すぐに直せるようになった」という実感をもつ方は、意外と少ないのではないかと想像しています。

　私は前著『環境科学を学ぶ学生のための科学的作文法入門』（サンライズ出版、2011年）を出版したあと、毎年勤務校の学生有志を集めて、このテキストの内容に沿った勉強会を開催しています。そのときには必ず、学生の書いている卒業論文の原稿を持ってこさせ、学んだ内容に沿って修正させています。そして、学生が一度修正したあとの文や文章を取り上げ、修正不足のところなどをさらに指摘し、実際に再修正して見せています。つまり勉強会に参加した段階では、学生は自力では問題のある箇所すべてを修正しきれない状態であり、まだまだ指導教員からの個別指導を要する状態ということなのです。ですから、本書を用いて自力で学んだ方々の多くも、勉強会に参加した学生と同様に、自分の文章のひどさは理解できたけれども、自力で修正しきれないという状態であると思います。

　ところがこのように、学生が自力で修正しきれる状態まで至らないにもかかわらず、卒業論文を指導している先生方の中には「倉茂の開催する勉強会に行ってこい」と学生に勧める方が多いのです。そういう先生方にご意見を伺うと「勉強会で勉強した学生と、そうでない学生とでは、卒業論文の修正指導にかかる手間がぜんぜん違う」のだそうです。つまり、勉強していない学生が箸にも棒にもひっかからない、どうしようもなくひどい文章を持ってくるのに対し、勉強した学生の持ってくる文章は具体的に修正箇所を示せるレベルなのだそうです。

　ですから、みなさんが本書で学び、どこかで本書を用いた勉強会に参加したとしても、それだけでは完成した文章を自力で書ける状態にはならないと思います。しかし、あなたを指導する指導者から見るなら、少なくとも修正できるレベルには到達していると思います。

　本書の出版が決定したことをのり子さんに連絡しました。のり子さんは、今は関西某市の保健福祉センターで保健師として勤務しています。そして、のり子さんから私に届いたメールには、次のように書かれていました。

> 　仕事では文書や報告書の作成を任されることが多く、先生に御指導いただいたことがとても役に立っていると日々感じます。作成した文書が訂正の赤字で真っ赤になって返ってくることもありますが、素直に受け止めることができるのは、あのときの指導があったからだと思います。

のり子さんが私との勉強会を繰り返し体験したことで、文章を真っ赤に直されることに慣れていたのは事実です。しかし、おそらく保健福祉センターの管理職の方にとっては、のり子さんの文章は真っ赤に修正することができるレベルのものなのだと思います。そして、のり子さんがこの修行を続けていけば、数年以内には他人の文章を修正することができるレベルに達することは間違いないと思います。

　ですから、本書で勉強しただけでは、あなたの文章力向上の修行は終了しません。私も、これから本書を用いた勉強会を企画していきたいと思っています。みなさんには、そのような機会を逃さず、ぜひ勉強会に参加していただきたいと思います。そしてそのあとも、実際に書いた文章を指導者に添削していただき、それをもとに自分の文章を見直す作業を繰り返していってください。そうすれば、あなたの作文力は間違いなく向上するのですから。

　このテキストでは、のり子さんの卒業論文草稿を教材として使用しました。ただ、最終的に完成した文章は、ごく一部しか掲載していません。

　この卒業論文の内容は、実際の学術論文として、以下のように公表されています。私の指導を受けたのち、卒業論文として提出したものを、さらにたか子先生との共著論文として学術論文に仕上げたものです。

田中法子・小林孝子 (2019)
女子大学生の HPV ワクチン接種と子宮頸がん検診受診に関する実態調査
人間看護学研究　17:35-46 (2019)

　最後になりましたが、私の指導に必死にくらいつき、ものすごく作文力をつけてくれた、当時は滋賀県立大学人間看護学部人間看護学科 4 年生だった田中法子さん、勉強会にも参加し、貴重なアドバイスをしてくださり、また私と一緒に法子さんの成長を見守ってくださった同学部准教授の小林孝子先生、さらには法子さんに私の指導を受けることを勧めてくださった同学部准教授の大脇万起子先生に感謝申し上げます。また、看護学生に作文法を指導するためのテキストを執筆するアイデアを私にくださった医学書院の大野学氏、また編集上の有益なアドバイスをくださった医学書院の福島史子氏にも深く感謝いたします。

2019 年 3 月
倉茂好匡

索引

あ行、か行

あるいは　75
および　75
感嘆符（！）　2
疑問符（？）　2
句点（。）　2
句読点　2
「結果」の記述で初心者が引き起こす典型的なエラー　97
「結果」の記述での注意　99
口語　29
「考察」の書き方　107

さ行

作業仮説の誤り　114
視点ブレのある段落　65
重文　7
主語　3
──が省略されているときの原則　5
主題文　38
述語　3
助詞の「と」の用法　22
助詞の「の」の用法　11, 23
推敲　80
推敲するときの視点　80
増加・減少について論じるとき　13, 50

た行

体言　19
単純な構造の文　8, 9
単文　6
段落　35
──を作るうえでの大原則　35, 63, 109
段落間の論理のチェック方法　60, 88
段落作りの基本　38
程度　77
統計検定結果における有意差の示し方　103
読点（、）　2
トピック　35
トピックセンテンス　38

な行

長い文　10
なので（文頭）　29

は行

被補助語　4
表から読み取れる特徴の見つけ方　100
複文　8
文　2, 46
──の種類　6, 47
文語　29
文章　2
文節　3
──の区切り方　3, 46
──の働き　3
補助語　4

や行、ら行、わ行

約　77
有意差　103
用言　21
連体修飾語　19, 50
連文節　4
連用修飾語　18, 50
論文の構成と名称　34
話題　35